Irmela Erckenbrecht

Probier's vegan

Irmela Erckenbrecht

Probier's vegan

Leitfaden zur veganen Ernährung mit großem Praxisteil

kompetent • verlässlich • nachhaltig

illustriert von Margret Schneevoigt

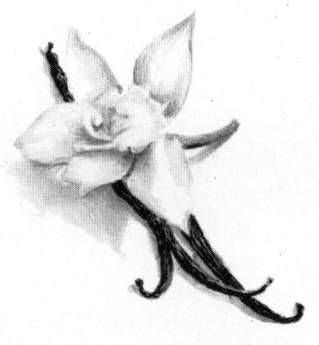

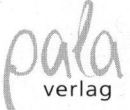

Alle in diesem Buch enthaltenen Ratschläge sind sorgfältig ausgewählt und überprüft worden. Sie gelten nicht für die Ernährung von Babys und Kleinkindern, da deren besondere Bedürfnisse hier nicht in der notwendigen Ausführlichkeit besprochen werden können. Dazu sollten Sie sich umfassend und kompetent beraten lassen.

Inhalt

Hereinspaziert!

»Ich würde ja gern vegan leben, aber es ist so schwer und ich weiß gar nicht, wie und wo ich anfangen soll!«
»Vegan ist irre kompliziert, und dann gleich dieser Riesenanspruch, von dem ich nicht einmal weiß, ob ich ihn erfüllen kann …«
»Und wie um Himmels willen soll ich ohne Ei einen Bratling hinbekommen, der nicht spätestens in der Pfanne in Tausende Brösel zerfällt?«

Diese oder ähnliche Stoßseufzer kamen mir in den letzten Jahren immer wieder zu Ohren. Und von Mal zu Mal reifte in mir der Entschluss, einen ganz praktisch orientierten, einfach zu befolgenden und ohne jede moralische Keule, aber auch ohne übertriebene Heilsversprechen auskommenden Anfängerkurs für vegane Ernährung auszuschreiben.

Hier ist er! An ihm können alle teilnehmen, ob sie nun einfach nur mal ein paar vegane Gehversuche machen oder gleich ihr ganzes Leben vegan umkrempeln wollen. Manche interessieren sich für einzelne Teilbereiche des veganen Lebensstils, würden zum Beispiel gern damit beginnen, ihren Kosmetikschrank auf Vegan umzustellen, und dann weitersehen. Andere möchten ein paar originelle Schmankerl der veganen Küche kennenlernen, um vegane Freunde und Verwandte bekochen zu können. Und wieder andere träumen davon, jetzt schon möglichst alle Bereiche ihres Lebens rein pflanzlich zu gestalten, also zum Beispiel auch ohne Tierprodukte zu feiern, zu gärtnern oder auf Reisen zu gehen.

Manche Fragen beschäftigen so ziemlich alle: Wie geht vegan UND gesund zusammen? Gibt es jenseits von Fertigfutter und Fleischersatzprodukten vollwertige Varianten für vegane Essgenüsse? Wie kommen auch wirklich alle benötigten Nährstoffe ins vegane Essen? Muss ich zwingend Nahrungsergänzungsmittel nehmen, wenn ich mich vegan ernähre? Und wie gelingt es mir, trotz allen Wissens um die Grausamkeiten in der Fleischindustrie, um die Gesundheitsrisiken der Durchschnittskost und die Gedankenlosigkeit vieler Zeitgenossinnen und -genossen tier- UND menschenfreundlich zu bleiben? Wie schaffe ich es, mich nicht zu verhärten, sondern offen, gelassen und positiv zu bleiben?

Natürlich habe auch ich keine unumstößlichen Antworten auf all diese Fragen. Aber in diesem Buch geht es ja gerade darum, dass wir alle auf dem Weg sind, uns Mühe geben und zum Besseren streben. Und es geht darum, dass wir locker bleiben, für unsere Gesundheit sorgen, vergnügt zubeißen, statt verbissen zu werden, und das Essen genießen – jeden Tag!

Es hat geläutet. Der Anfängerkurs beginnt …

Herzlich,
Ihre

Irmela Erckenbrecht

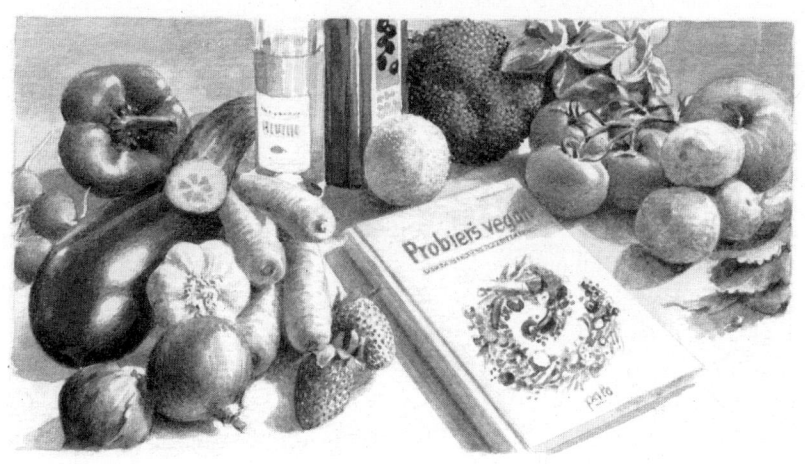

Vegan – fang an!
Die besten Tipps für den Übergang

Das Wort »vegan« besteht aus dem Anfang und dem Ende des englischen Worts »**veg**-etari-**an**« (= vegetarisch). Erfunden wurde die Bezeichnung von dem Engländer Donald Watson, der am 1. November 1944 mit anderen die »Vegan Society« als erste Gesellschaft dieser Art in Großbritannien gründete. Der Jahrestag dieser Gründung wird seit 1994 als »Weltvegantag« (englisch: »World Vegan Day«) international gefeiert. Mehr dazu ab Seite 34.

Ein Symbol der veganen Bewegung ist die »Veganblume«. Sie wird als Gütesiegel für nachweislich vegane Produkte bis heute von der Vegan Society vergeben.

»Vegan« ist eine Erweiterung, keine Verkürzung

Auch wenn das Wort verkürzt wurde – die vegane Ernährung ist keine Verkürzung der vegetarischen Idee, sondern im Gegenteil deren Erweiterung. Während Vegetarierinnen und Vegetarier per Definition alle Lebensmittel *von toten Tieren* meiden, lehnen Veganerinnen und Veganer *alle* Lebensmittel tierischen Ursprungs ab, also auch solche *von lebenden Tieren* wie Milch, Eier und Honig.

Sie argumentieren, dass Kuhmilch und Hühnereier keine für den Menschen bestimmten Lebensmittel seien. Außerdem weisen sie darauf hin, dass auch für die Produktion von Milch und Eiern Tiere leiden müssten. (Die grausame Käfighaltung von Legehennen sei dafür nur das bekannteste Beispiel.)

Dass die Massentierhaltung Unmengen von Treibhausgasen verursacht, weiß inzwischen fast jedes Kind, und dass das Füttern mit Getreide zum Welthunger beiträgt, leuchtet unmittelbar ein. Insofern hat die Entscheidung für eine vegane Lebensweise viel mit Ethik, Ökologie und sozialer Gerechtigkeit zu tun.

Eine Freundin antwortete mir einmal sehr einprägsam auf meine Frage nach ihren Beweggründen: »Ich lebe vegan aus Liebe, Mitgefühl und Respekt anderen Lebewesen gegenüber. Vegan zu leben, ist mein Beitrag für eine gewaltfreiere Welt.«

Konsequent, nicht streng

Manche Veganerinnen und Veganer geben für ihre Entscheidung aber auch gesundheitliche Gründe an, eine Allergie gegen Milch- und Hühnereiweiß zum Beispiel oder eine Ernährungsumstellung nach einer schweren Herzerkrankung. Der ehemalige US-Präsident Bill Clinton, der sich seit einem schweren Herzanfall mit Bypass-Operation vegan ernährt, ist dafür ein prominentes Beispiel. In den USA hat er die vegane Ernährung damit im wahren Sinne des Wortes »salonfähig« gemacht. Auch sein ehemaliger Vizepräsident Al Gore ist übrigens inzwischen Veganer.

Veganerinnen und Veganer schauen aber auch über den Tellerrand und achten meist darauf, keine Schuhe, Koffer oder Kleider aus Leder, Wolle oder Seide zu tragen. Auch Kämme oder Knöpfe aus Horn oder Bürsten aus Schweineborsten benutzen sie nach Möglichkeit nicht. In der Umgangssprache werden sie manchmal als »strenge« Vegetarier bezeichnet, was zu Missverständnissen führen kann, weil das Adjektiv »streng« eine negative Personencharakterisierung beinhalten kann. Richtiger wäre wohl, sie als »konsequente« Vegetarier zu bezeichnen. Sie selbst nennen sich auch manchmal einfach »Pflanzenköstler«. Das entspricht dem aktuellen englischen Sprachgebrauch. Vor allem gesundheitsbewusste und vollwertig orientierte Veganerinnen und Veganer bezeichnen sich und ihre Ernährung als »plant-based«.

Alles rein pflanzlich

Anstatt *negativ* zu betonen, was Veganerinnen und Veganer alles *nicht* essen, können wir also *positiv* formulieren, *was* sie essen, nämlich alle erdenklichen Lebensmittel pflanzlichen Ursprungs. Aus welcher enormen Vielfalt sie dabei wählen können, werden wir noch sehen. Damit ist aber auch klar, dass alle Erzeugnisse, die aus tierischen Lebensmitteln hergestellt werden, bei der veganen Ernährung außen vor bleiben.

Dieser Grundsatz schließt Käse und alle anderen Milchprodukte ebenso aus wie Eiernudeln oder Honigbonbons. Und er gilt auch für sogenannte versteckte Tierprodukte oder Tierbestandteile, deren klare Kennzeichnung Verbraucherschutzorganisationen energisch fordern. Zu diesen gehört zum Beispiel der rote Farbstoff »Echtes Karmin«, der sich hinter der Kennnummer E 120 verbirgt und aus weiblichen Schildläusen, den Cochenilleläusen, gewonnen wird, die dafür zermahlen und/oder ausgekocht werden. (Für ein Kilogramm Farbstoff müssen über 100 000 Läuse ihr Leben lassen.) Der Lebensmittelfarbstoff tierischen Ursprungs kann in roten Getränken wie Säften, Obst- und Fruchtweinen oder in Süßigkeiten wie Weingummi und roten Lutschbonbons stecken – also Lupe mitnehmen und vor dem Kauf die Zutatenlisten studieren. (Auch in Textilfarben oder Kosmetik kann Cochenille enthalten sein.)

Eine andere nicht so einfach identifizierbare Zutat tierischer Herkunft ist zum Beispiel Gelatine, die gekennzeichnet sein kann (zum Beispiel, wenn sie in Gelkapseln von Medikamenten oder Nahrungsergänzungsmitteln enthalten ist) oder auch nicht (zum Beispiel, wenn sie zum Klären von Fruchtsäften und Weinen – und damit auch von Weinessigen – verwendet, also nicht direkt zugegeben worden ist). Also am besten immer zu naturtrüben Säften greifen. Und auch Margarine braucht nicht zwangsläufig vegan zu sein, sondern kann Gelatine oder andere tierische Bestandteile enthalten, besonders wenn sie fettarm ist.

Als sehr hilfreich erweist sich auch hier der Grundsatz der Vollwerternährung, möglichst unverarbeitete Lebensmittel zu verwenden. Was ursprünglich und nicht durch zig Produktionsprozesse mit langen Zutatenlisten gegangen ist, entspricht am ehesten den eigenen Wünschen nach einem rein pflanzlichen und gesunden Lebensmittel, das diesen Namen auch verdient.

Stammt es vom Tier?

Das klingt vielleicht zunächst ein bisschen kompliziert, doch haben wir uns erst einmal grundsätzlich kundig gemacht, geht alles im Grunde ganz einfach: Wir brauchen uns bloß noch zu fragen: Stammt es vom Tier? Und schon ist die Entscheidung klar.

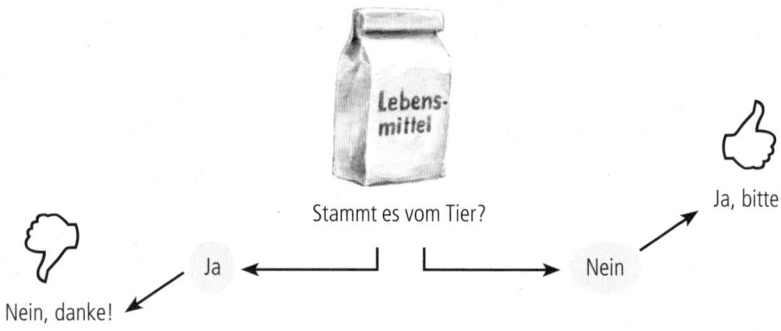

So weit die klare Unterscheidung zwischen vegetarisch und vegan. In der Praxis können die Grenzen aber durchaus fließend sein, vor allem im Laufe eines Menschenlebens. Viele Veganerinnen und Veganer haben sich zuerst jahrelang vegetarisch ernährt. Manche Vegetarierinnen und Vegetarier trinken keine Kuhmilch, andere essen keine Eier. Meine Beobachtung ist, dass sich viele Vegetarierinnen und Vegetarier im Laufe der Jahre bewusst oder unbewusst der veganen Ernährungsweise annähern. Es gibt also viele, viele Zwischenstufen.

Erste Schritte

Wer sich rein pflanzlich ernähren möchte, sollte offen und neugierig an die Sache herangehen und sich besonders zu Beginn nicht zu sehr unter Druck setzen. Das vegane Leben soll Spaß machen und keinen Verzicht bedeuten. Versteifen Sie sich deshalb weniger darauf, was Sie in Zukunft weglassen wollen. Freuen Sie sich lieber auf das, was Sie an Neuem kennenlernen werden!

Jetzt müssen Sie nur noch überlegen, ob Sie vom Typ her jemand sind, der am liebsten sofort das Ruder herumreißt, oder ob Sie eher zu den langsam und behutsam vorgehenden Fans schleichender Übergänge gehören. Wer nämlich eigentlich mehr Zeit braucht, sich aber trotzdem zur plötzlichen Umstellung alter Gewohnheiten zwingt, wird möglicherweise feststellen müssen, dass die guten Vorsätze unter diesen Umständen nicht lange überdauern. Eine neue Ära mit einem solchen Frust zu beginnen, wäre doch nur misslich. Nehmen Sie sich deshalb ganz bewusst die Zeit, die Sie persönlich für die Umstellung brauchen, und setzen Sie sich vor allem in der Anfangszeit lieber kleine Ziele.

Langsam oder schnell?

Je nach persönlicher Situation kann die Umstellung also ganz schnell gehen oder auch ein längerer Prozess sein, der Ihnen anfangs noch recht kompliziert erscheinen mag. Das ist kein Wunder: Jede Veränderung jahrelanger Gewohnheiten braucht Zeit und Geduld. Hinzu kommen die mehr oder weniger wohlmeinenden Rat»schläge« skeptischer Mitmenschen, die frischgebackene Veganerinnen und Veganer in der ersten Zeit durchaus noch verunsichern können.

Wichtig ist aber auch, sich selbst nicht zu sehr unter Druck zu setzen. Vergessen Sie nie: *Nobody is perfect!* Auch kleine Schritte können wertvoll sein.

Help is on the way!

In diesem Buch sind alle Informationen versammelt, die Sie für einen problemlosen Einstieg in die vegane Ernährung brauchen. Eine kleine, thematisch am jeweiligen Inhalt orientierte Auswahl leckerer Rezepte im Anschluss an die einzelnen Kapitel macht Appetit und Mut zum eigenen Experimentieren.

Ganz schnell wird deutlich: Die Umstellung ist gar nicht schwer. Im Gegenteil, es ist spannend, mehr über die eigene Ernährung zu erfahren.

Es macht Spaß, neue Genüsse zu entdecken. Es tut gut, Lebensmittel bewusst und mit einem guten Gefühl auszuwählen, auf die ausreichende Versorgung mit allen Nährstoffen zu achten und sich gesund und fit zu fühlen. Und es ist schön zu wissen, dass, um uns satt zu machen, kein Tier leiden oder sterben muss.

Stichtag festlegen

Sobald Sie sich darüber klar geworden sind, ob Sie vom Typ her eher zur raschen Umsetzung von Entschlüssen neigen oder eine gewisse Übergangszeit brauchen, können Sie sich einen kurz- oder langfristigen Stichtag – zum Beispiel den nächsten Monatsanfang, Ihren Geburtstag oder den Beginn eines neuen Jahres – setzen, von dem an Sie vegan essen wollen. Ein solcher Stichtag macht es einfacher, einen bewussten Schnitt zu setzen und sich später zu erinnern: »Jetzt esse ich schon seit zwei/vier/zehn/zwanzig … Jahren vegan.« Er hilft Ihnen aber auch dabei, anderen Ihren Entschluss anzukündigen und sich in mehreren Schritten auf den »Tag X« vorzubereiten.

Vegantag einlegen

Nichts braucht Sie allerdings davon abzuhalten, gleich ein paar erste vegane Gehversuche zu unternehmen. Vor allem muss man nicht sofort auf »total Vegan« umstellen, um schon einmal ein paar tolle vegane Gerichte auszuprobieren.

Bereits vor dem Stichtag können Sie gelegentlich oder auch regelmäßig (zum Beispiel einmal in der Woche) einen Vegantag einlegen, an dem Sie schon einmal ein bisschen herumexperimentieren können. Interessanterweise gibt es ja eine ganze Reihe – durchaus auch traditioneller – Gerichte, die schon von sich aus vegan sind und deshalb ganz leicht eine Art Brückenfunktion übernehmen können. Am Ende des nächsten Kapitels habe ich fünf Gerichte aus dieser Kategorie für Sie zusammengestellt. Überlegen Sie auch, welche Gerichte aus Ihrem Repertoire möglicherweise schon vegan sind, und ergänzen Sie meine Liste. Ganz bequem lassen sich solche Rezepte für erste vegane Mahlzeiten nutzen, ohne dass irgendein wie auch immer gearteter Aufwand betrieben werden muss.

Alltag planen

Wenn Sie mit anderen Menschen zusammenleben, die den Schritt hin zur veganen Ernährung nicht mitmachen möchten, ist es jetzt an der Zeit, gemeinsam über Möglichkeiten der friedlichen Koexistenz zu sprechen. Wie möchten Sie den gemeinsamen Alltag in Zukunft gestalten? Wie wollen Sie einkaufen und kochen? Suchen Sie nach gangbaren Wegen, mit denen alle Beteiligten zufrieden sind.

Nutzen Sie die Zeit vor dem Stichtag außerdem zu einem (vielleicht gemeinsamen?) veganen Einkaufsbummel. Womöglich haben Sie Glück und es gibt in Ihrer Nähe schon einen auf Veganes spezialisierten Laden? Ansonsten finden Sie vegane Lebensmittel bevorzugt in Naturkostläden, in Reformhäusern oder auf Wochenmärkten. Verschaffen Sie sich in aller Ruhe einen Überblick über das Angebot. Fragen Sie viel und lassen Sie sich beraten. Und machen Sie bei Ihrem Einkaufsbummel auch ruhig gleich noch einen Schlenker in den örtlichen Buchladen, wo Sie sich nach veganen Kochbüchern umschauen können. So können Sie wertvolle Informationen sammeln und erste Pläne schmieden.

Neues kennenlernen

Machen Sie sich mit bisher unbekannten Zutaten vertraut und überlegen Sie auch, wie Sie Ihre Lieblingsgerichte vegan nachkochen können. Manche können Sie ganz leicht »veganisieren«, indem Sie wenige Zutaten ersetzen (wie zum Beispiel Butter durch rein pflanzliche Margarine), andere müssen grundsätzlich neu konzipiert werden. Dieses Buch gibt Ihnen viele Hinweise, wie Sie auch ohne Milchprodukte und Eier lecker-lockere Kuchen backen, cremige Saucen und Suppen kochen und herzhafte Brotaufstriche herstellen können.

Besonders am Anfang können pflanzliche Alternativen zu Fleischprodukten, zum Beispiel aus Soja oder Weizeneiweiß, sinnvoll sein. Mit ihrer Hilfe lassen sich vegetarische Versionen vieler Hackfleischgerichte oder Gulasch und Geschnetzeltes zubereiten. Manchen Menschen ist es wichtig zu wissen, dass sie vieles von dem, was sie vorher gegessen haben, in veganer Version weiter genießen können. Allerdings sind diese Produkte meist stark verarbeitet, also nicht gerade vollwertig. Solange sie nur gelegentlich auf den Tisch kommen, ist das aber nicht weiter problematisch. Im Laufe der Zeit wird das Bedürfnis, Fleischgerichte nachzukochen, erfahrungsgemäß ohnehin stark abnehmen und der Begeisterung für neue vegane Rezepte mit frischen Zutaten weichen.

Zu Beginn gut würzen

Zu bedenken ist auf jeden Fall: Deftige Fleischgerichte verdanken ihren Geschmack weniger dem Fleisch als den zugesetzten Gewürzen. Würzen Sie deshalb besonders in der Anfangszeit Ihre veganen Mahlzeiten kräftig und halten Sie sich zum Beispiel an geräucherten Tofu und Seitan oder verwenden Sie flüssiges Raucharoma, wenn Sie den deftigen Geschmack vermissen.

Am Anfang sollten Sie entsprechende vegane Fleischersatzprodukte kräftig anbrutzeln und kräftig würzen. So wird es ja auch beim Fleisch gemacht – erst wenn man es scharf brät und würzt, bekommt es seinen deftigen Geschmack.

Wichtig ist natürlich auch: Es muss gut duften. Gerüche bestimmen am stärksten über unsere Lust aufs Essen, der Geschmack kommt erst an zweiter Stelle. Sorgen Sie dafür, dass appetitanregende Düfte durch Ihre Küche ziehen.

Rohkost- und Vollkornanteil langsam steigern

In einem der nächsten Abschnitte werden wir sehen, dass die vegane Ernährung auf die Gesundheit besonders positiv wirkt, wenn sie gleichzeitig auch vollwertig ausgerichtet ist. Falls Vollkornprodukte und Rohkost bisher eher selten auf Ihrem Speiseplan standen, sorgen Sie für einen langsamen Übergang, damit Ihre Verdauung mit der Umstellung Schritt halten kann. Mischen Sie anfangs helle und dunkle Nudeln, Vollkornreis und geschälten Reis, helles Mehl und Vollkornmehl im Verhältnis 1:1 und steigern Sie den Vollkornanteil ganz allmählich. Blanchieren Sie schwerer verdauliches Gemüse (zum Beispiel Brokkoli und Blumenkohl), ehe Sie es unter den Salat mischen, und beginnen Sie mit eher kleinen Rohkost-Portionen, vor allem bei den Gemüsearten (zum Beispiel Weiß- oder Rotkohl), die Sie bisher noch nie roh gegessen haben.

Neue Zutaten ausprobieren

Zu einer abwechslungsreichen veganen Ernährung gehören möglichst viele verschiedene Obst- und Gemüsearten, eine breite Palette an Vollkorngetreidearten (wie Weizen, Hafer, Dinkel, Hirse und Reis), außerdem Nüsse und Hülsenfrüchte (wie Linsen, Kichererbsen oder Bohnen) sowie verschiedene pflanzliche Öle (wie Leinöl, Rapsöl und Olivenöl). Dann natürlich flüssige Sojaprodukte wie Sojadrink und Sojasahne, aber auch »milchige« Lebensmittel aus den verschiedensten Getreidearten wie Hafer-, Dinkel- oder Reisdrink. Tatsächlich muss es längst nicht immer Sojadrink sein. Weil er sich im Müsli oder Getreidebrei geschmacklich so gut anpasst und – anders als der Sojadrink – keinen ungewohnten Eigengeschmack hat, empfinden zum Beispiel viele den Haferdrink gerade zu Anfang als besonders angenehm. Und viele Kochkünstlerinnen und -künstler schwören auf die besonders einfach zu verarbeitende Hafersahne.

Viele feste pflanzliche Lebensmittel wiederum sollen das Fleisch ersetzen, zum Beispiel Seitan, Tofu oder Tempeh. Der besonders zarte und weiche Seidentofu kann an die Stelle von Quark und Frischkäse treten und Sojaeiweiß sorgt, in einer würzigen Marinade eingeweicht, in vielen Gerichten für eine deftige Note.

Nehmen Sie sich bewusst vor, neue Zutaten aus der veganen Küche auszuprobieren. Suchen Sie Kontakt zu anderen Veganerinnen und Veganern, kochen Sie gemeinsam und holen Sie sich Tipps aus veganen Kochbüchern und Zeitschriften. Betonen Sie auch innerlich das Positive an dem Abenteuer, Neuland zu betreten, bleiben Sie gelassen und setzen Sie sich keinesfalls selbst unter Druck.

Auf Nährstoffe achten

Die vegane Ernährung trifft bewusst eine bestimmte Auswahl aus der uns heute zur Verfügung stehenden Lebensmittelvielfalt. Zum Glück erweist sich, wie wir noch sehen werden, diese Auswahl in vielerlei Hinsicht als für die Gesundheit förderlich. Nun ist es aber nicht damit getan, Fleisch und Fisch, Eier und Milch einfach wegzulassen und fortan nur noch Sojapudding und Tofuburger zu futtern – nicht nur, weil der bloße Rückzug auf die immer gleichen veganen Komponenten einer herkömmlichen Ernährung schnell einseitig und langweilig wird. Bei einer nicht durchdachten, wenig abwechslungsreichen veganen Ernährung sind durchaus Mangelerscheinungen möglich. Bei einigen wenigen Nährstoffen ist sogar ein ganz besonderes Augenmerk angesagt.

Haben wir uns diese Tatsache erst einmal klargemacht, ist das Problem schon so gut wie überwunden. Es kommt eben darauf an, sich gut zu informieren, den eigenen Speiseplan sorgfältig zusammenzustellen und möglichst verschiedene Lebensmittel zu kombinieren, um dann am Ende auch wirklich alle Nährstoffe zu sich zu nehmen.

Noch ein sehr wichtiger Hinweis: Vegan lebende schwangere und stillende Frauen sowie Eltern müssen sich besonders kundig machen und speziell beraten lassen. Mögliche Langzeitschäden können so wirksam vermieden werden.

Kurs halten

Bald werden Sie merken: In puncto Einfallsreichtum und ausgefeilten Geschmacks braucht sich die vegane Küche nicht zu verstecken. Auch wenn es Ihnen anfangs etwas mühsam erscheinen mag, beim Kochen und Backen immer wieder neue Wege gehen zu müssen: Halten Sie sich die Vorteile und die guten Gründe für Ihre Entscheidung vor Augen. Stellen Sie bei jeder Mahlzeit den Genuss und nicht den Verzicht in den Vordergrund.

Kämpfen Sie nicht gegen irgendwelche imaginären inneren Schweinehunde. Bereiten Sie sich nur das zu, was Sie wirklich gern mögen, und zwingen Sie sich zu nichts. Nicht jeder Veganer muss Tofu toll finden, nicht jede Veganerin bei einem Glas Sojadrink in Jubelschreie ausbrechen. Es gibt so viele andere leckere vegane Dinge, dass Sie das, was Ihnen nicht schmeckt, getrost außen vor lassen können. Und wer weiß, bei einer anderen Gelegenheit und anders zubereitet, schmeckt Ihnen das gleiche Lebensmittel irgendwann vielleicht dann plötzlich doch noch überraschend gut.

Und wenn er dann doch einmal kommen sollte, der Heißhunger auf eine altgewohnte, nicht vegane Speise? Geben Sie ihm einfach nach, ohne sich darüber den Kopf zu zerbrechen, ohne Schuldgefühle und ohne großes Tamtam. Alle »altgedienten« Veganerinnen und Veganer werden es Ihnen bestätigen: Mit der Zeit wird das immer seltener der Fall sein. Der Gaumen stellt sich um, die vegane Vielfalt überzeugt am Ende auch noch die letzten Geschmacksrezeptoren und der Appetit geht immer mehr in Richtung frische, abwechslungsreiche Pflanzenkost.

Der Aha-Effekt

Den Geschmack und Geruch von Fleisch, Fisch, Ei oder Milch erleben die meisten Veganerinnen und Veganer nach einiger Zeit sogar als penetrant und unangenehm. (Ähnlich wie ehemalige Raucher sich fragen, wie sie es je in einer verqualmten Wohnung ausgehalten haben.) Aus eigener Erfahrung kann ich sagen, dass mir Sojadrinks anfangs äußerst fremdartig schmeckten und ich dachte, Kuhmilch sei dagegen »neutral«. Heute ist es umgekehrt, ich schmecke die »Sojamilch« nicht mehr heraus und merke bei der Kuhmilch, wenn ich sie einmal irgendwo versehentlich erwische, den starken Eigengeschmack. Die »Entwöhnung«, wenn es denn überhaupt eine ist, und erst recht die »Umgewöhnung« geschehen also ganz von allein.

Für alles, was Sie weglassen, entdecken und erfinden Sie unendlich viele neue Alternativen. In den letzten Jahren hat die vegane Küche einen großen Schub gemacht. Dachte man früher im Zusammenhang mit »vegan« eher an blasse, abgehärmte, moralinsaure Gestalten, gibt es heute immer mehr Menschen, die zeigen, dass man vegan leben und trotzdem (oder gerade deshalb) Spaß haben kann.

Unterschätzen Sie vor allem nicht die schon bald spürbaren positiven Auswirkungen auf Ihre Gesundheit und Ihr Körpergefühl. Viele Veganerinnen und Veganer berichten von einem Aha-Effekt. Hatten sie erst einmal herausgefunden, wie sie sich rein pflanzlich mit allen wichtigen Nährstoffen versorgen können, fühlten sie sich leichter und fitter, widerstandsfähiger und gesünder.

Dank vieler innovativer Impulse der letzten Jahre ist die vegane Küche heute außerdem alles andere als grau und eintönig! Sie lebt vom Genuss, nicht vom Verzicht. Sie ist genauso üppig, vielfältig und bunt wie jede andere Feinschmeckerküche. Sie hat nichts mit Diät oder fader Gesundheitskost zu tun. Im Gegenteil, sie steckt voller Abwechslung und Fantasie und lädt zum Experimentieren ein. Probieren Sie doch als Erstes schon einmal die Rezepte am Ende dieses Kapitels aus. Ich wette, sie machen auch bei Ihnen Appetit auf mehr!

Vegan geht auf keine Kuhhaut – kleiner Einkaufsführer

Vegan zu leben, bezieht sich nicht nur auf das, was wir essen (»Kein Blut im Food!«). Es begreift sich als umfassender Lebensstil, der in allen Bereichen darauf achtet, dass durch das eigene Tun und Handeln keine Tiere zu Schaden kommen. Es geht also nicht nur um Kochtopf und Speisekammer, sondern auch um Kosmetikkoffer und Kleiderschrank. Was aus tierischen Rohstoffen gemacht wird, soll dabei möglichst konsequent außen vor bleiben, sei es eine Pelzjacke, ein Daunenbett oder eine Seidenbluse (»Meide Seide!«). Sogenannte Bio- oder Öko-Mode ist davon leider auch immer wieder betroffen, weil sie häufig aus »natürlichen Rohstoffen« wie Wolle oder Leder gemacht sind. Das soll aber nicht bedeuten, dass vegane Mode aus »Plastik« bestehen muss. Es gibt auch nachwachsende pflanzliche Rohstoffe, die sich für Kleidung hervorragend eignen, wie Baumwolle, Leinen, Bambus oder Hanf.

Sich ein Sofa mit einem Bezug aus Kuhhaut ins Wohnzimmer zu stellen, bereitet Veganerinnen und Veganern ebenfalls nicht viel Freude. Sie suchen in allen Lebensbereichen, bei der Kleidung und beim Schuhwerk, bei Taschen und Koffern, Autopolstern und Kosmetika, nach »tierfreien Materialien aus tierversuchsfreier Produktion«. Gerade auf diesen Feldern ist in den letzten Jahren ein ständig größer werdender Markt gewachsen.

Vor allem Leder ist als »Abfallprodukt der Fleischproduktion« stark in die Kritik geraten. Während mit Fleisch kaum noch hohe Preise zu erzielen sind, steigt die weltweite Nachfrage nach Leder und macht die Produktion lukrativ. Veganerinnen und Veganer tragen keine Lederschuhe, Ledertaschen oder Ledergürtel, sondern setzen auf Alternativen aus Kunststoff oder pflanzlichen Rohstoffen. In den letzten Jahren hat sich im Handel hier bereits ein entsprechendes Angebot herausgebildet – selbst alteingesessene Schuhfirmen präsentieren in ihren Schuhprospekten inzwischen vegane Produktlinien. Auch beim Autokauf kann man sich heute bei der Innenausstattung für Kunstleder, Textil oder Mikrofaser entscheiden. Und sogar in den Luxusklassen bemühen sich die Anbieter zunehmend um ein veganes Interieur.

Dass Veganerinnen und Veganer keine Pelze oder Daunenjacken tragen, versteht sich da fast schon von selbst. Auch Wolle wird wegen möglicher Grausamkeiten bei der Haltung von Wollschafen, -ziegen und -kaninchen abgelehnt. Das Gleiche gilt für Seide, da die Raupen im Zuge der Seidenproduktion meist getötet werden.

Andere Produkte, die von Veganerinnen und Veganern bewusst nicht verwendet werden, sind zum Beispiel Knochenleim (so unter anderem der beim Bau von Musikinstrumenten oder Bilderrahmen benutzte »Hasenleim«), Därme (zum Beispiel für Saiten von Streichinstrumenten) oder Tierhaare (zum Beispiel Hengstschweifhaare für Geigenbögen oder Schweineborsten für Bürsten). Auch beim Einkauf von Pinseln und Bürsten wird auf eine tierfreie Herkunft geachtet.

Wird einem erst einmal klar, wo überall »Tier« drinsteckt, kann man ganz schön ins Grübeln kommen. Bienenwachs im Lippenstift, Horn im Shampoo, Gelatine in Cremes – das sind nur einige Beispiele für tierische Inhaltsstoffe in gängigen Kosmetika.

Auch in dieser Hinsicht hat sich in letzter Zeit viel getan. Zahlreiche große Kosmetikhersteller weisen mittlerweile mit der Veganblume oder dem aufgedruckten Wort »vegan« darauf hin (und geben auch auf ihren Internetseiten Auskunft darüber), welche ihrer Produkte für Veganerinnen und Veganer geeignet sind. Außerdem gibt es seit einiger Zeit auch ganz auf vegane Kosmetik spezialisierte Marken und eigene vegane Beauty-Linien. Entsprechend groß ist inzwischen das Angebot, zum Beispiel an veganen Lippenstiften, die mit Roter Bete statt mit Schildläusen gefärbt sind und kein aus Fischschuppen gewonnenes Perlmutt (»Guanin«) enthalten.

»Go vegan, go beautiful« ist also keineswegs ein Widerspruch mehr – erst recht nicht, seitdem es vegane Modemarken und sogar ein trendig veganes Fashion- und Lifestyle-Magazin gibt: das »Laika Magazine« aus New York.

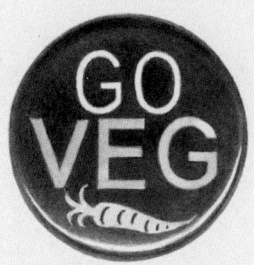

5 Rezepte, die Appetit auf mehr machen

Würzige Olivensuppe

Eine schnell gemachte und doch raffinierte Suppe mit mediterranem Flair.
Am besten schmeckt sie mit eingelegten Antipasti-Oliven. Sehr gut passt
dazu die Rosmarin-Focaccia auf Seite 30.

750 g Kartoffeln
2 Zwiebeln
2 EL Olivenöl
500 ml Gemüsebrühe
500 ml Sojadrink, ungesüßt
1 TL Kräuter der Provence
200 g grüne Oliven, entsteint

- Kartoffeln schälen und in Würfel schneiden. Zwiebeln schälen und hacken.
- Olivenöl in einem Suppentopf erhitzen und Kartoffeln und Zwiebeln darin
  andünsten. Mit der Gemüsebrühe ablöschen.
- Den Sojadrink zugießen, die Kräuter der Provence einrühren und die
  Suppe 15 – 20 Minuten köcheln lassen, bis die Kartoffeln gar sind.
- Die Oliven hacken. Die Hälfte der Oliven zur Suppe geben und die Suppe
  mit dem Pürierstab pürieren.
- Die Suppe auf vier große Suppenteller verteilen und mit den restlichen
  Oliven bestreuen.

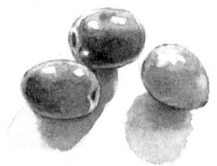

Mais-Avocado-Salat

Ein kunterbunter Gute-Laune-Salat – genau das Richtige für einen schönen Sommertag!

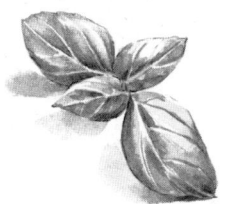

2 frische Maiskolben
300 g Cherrytomaten
1 Salatgurke
1 Bund Radieschen
1 rote Zwiebel
2 EL weißer Balsamico-Essig
2 EL Olivenöl
1 TL Dijonsenf
1 Prise Salz
1 Prise Pfeffer
1 reife Avocado
½ Bund Basilikum

- Maiskolben knapp mit Wasser bedeckt etwa 15 Minuten garen. Abgießen und abkühlen lassen.
- Cherrytomaten halbieren, Salatgurke würfeln, Radieschen in dünne Scheiben schneiden, Zwiebel schälen, fein würfeln und alles miteinander zu einem Salat vermischen.
- Essig, Öl, Senf, Salz und Pfeffer verquirlen und unter den Salat ziehen.
- Avocado schälen, entkernen und in schmale Streifen schneiden.
- Maiskolben aufrecht halten und mit einem scharfen Messer die Kerne abschneiden.
- Avocadostreifen und Maiskerne zum Salat geben und alle Zutaten mit einem großen Löffel vorsichtig miteinander vermischen. Den Salat 20 – 30 Minuten durchziehen lassen.
- Zuletzt die Basilikumblätter waschen, trockentupfen, grob in Stücke zupfen und über den Salat streuen.

Wirsing-Quinoa-Wraps

Auf Seite 140 werden wir Quinoa als besonders eiweißreiches Superkorn der Inkas kennenlernen. Hier füllt es gemeinsam mit frischen Salatzutaten schon einmal unsere knackigen Wirsingwraps. Quinoa bekommen Sie im Naturkosthandel oder im Reformhaus. Probieren Sie auch einmal die farbigen Sorten. Rote Quinoa zum Beispiel macht sich in diesen Wraps besonders gut. Gekocht wird sie ganz einfach – ähnlich wie Reis – in Wasser oder Gemüsebrühe mit der doppelten Menge Flüssigkeit.

200 ml Gemüsebrühe
100 g Quinoa
4 große oder 8 mittelgroße Wirsingblätter
Salz
½ Salatgurke
2 Tomaten
½ reife Avocado
2 Frühlingszwiebeln
¼ Bund Petersilie
2 EL Sonnenblumen- oder Kürbiskerne
4 EL Sojajoghurt, natur
1 EL Olivenöl
Pfeffer

außerdem: *Zahnstocher*

- Die Gemüsebrühe zum Kochen bringen, Quinoa einrieseln lassen und bei geringer Hitze 15 – 20 Minuten garen, bis die Flüssigkeit aufgesogen ist und die Körner weich sind. Abkühlen lassen.
- Wirsingblätter gründlich waschen und verdickte, harte Stielenden herausschneiden. In einen Topf mit leicht gesalzenem, kochendem Wasser legen und 5 – 7 Minuten leise köcheln lassen. (Die Blätter dürfen nicht zu weich werden, weil sie sonst reißen könnten.)
- Wirsing mit einer Schaumkelle vorsichtig wieder herausfischen und in einem Seiher abtropfen und abkühlen lassen.
- Gurke schälen, Tomaten halbieren und entkernen, Avocado schälen und entkernen, anschließend das Gemüse fein würfeln.
- Frühlingszwiebeln und Petersilie klein hacken. Mit den Sonnenblumen- oder Kürbiskernen, dem Gemüse und der Quinoa gut vermischen.
- Sojajoghurt mit Olivenöl verrühren und unter die Füllung ziehen.
- Mit Salz und Pfeffer kräftig würzen.
- Die Kohlblätter einzeln auf eine große Platte legen. Jeweils ein Viertel (oder ein Achtel) der Mischung hineinlöffeln und die Blätter darüber zusammenschlagen. Mit Zahnstochern fixieren.

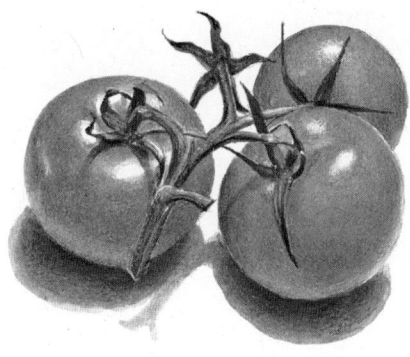

Herbstlicher Apfel-Birnen-Pie

Ein schöner, schnell gemachter Kuchen mit viel Herbstgeschmack. Anstelle des Zuckerrübensirups lässt sich hier für die Füllung auch gut Melasse verwenden, die wir auf Seite 106 als reiche Mineralstoffquelle kennenlernen werden. (Testen Sie aber vorher, ob Ihnen der Geschmack zusagt. An der Melasse scheiden sich so manche Geister: Die einen mögen sie gar nicht, die anderen sind regelrecht süchtig danach. Ich oute mich hiermit als Mitglied der zweiten Gruppe …)

Für den Boden:
80 g Rosinen
40 g grobe Haferflocken
40 g Walnüsse, grob gemahlen
20 g Kokosflocken
Distelöl für die Form (oder ein anderes pflanzliches Fett)

Für die Füllung:
2 feste Birnen
1 großer Apfel
40 g Walnüsse, grob gehackt
2 EL Zuckerrübensirup oder Melasse
2 EL Vollrohrzucker
½ TL Zimt, gemahlen

außerdem: *Alufolie oder Backpapier*

- Backofen auf 180 °C vorheizen.
- Für den **Boden** Rosinen, Haferflocken, Walnüsse und Kokosflocken in einen Mixer geben und so lange mixen, bis eine teigförmige Masse entsteht. Falls die Zutaten zu trocken sind, um sich zu verbinden, ein bis zwei Esslöffel Wasser zugeben. Der Teig darf aber ruhig ein wenig krümelig bleiben und sollte nicht zu feucht werden.
- Eine Pie- oder Springform mit Distelöl einfetten.
- Den Teig mit dem Rücken eines wiederholt in heißes Wasser getauchten Löffels von der Mitte aus auf dem Boden der Form flach drücken sowie am Rand 1 – 2 cm hochziehen.

- Für die **Füllung** Birnen und Apfel schälen, entkernen, in dünne Scheiben schneiden und in eine Schüssel geben. Walnüsse, Zuckerrübensirup oder Melasse, Zucker und Zimt zugeben und mit einem großen Löffel vorsichtig wenden, bis alle Zutaten gründlich vermischt sind.
- Die Füllung gleichmäßig auf dem Teigboden verteilen und leicht flach klopfen.
- Das Ganze mit Alufolie oder Backpapier abdecken und etwa 30 Minuten backen, bis die Früchte weich sind und der Boden fest ist.
- Etwa 20 Minuten abkühlen lassen und noch warm servieren.
- Dazu schmecken veganes Vanilleeis oder vegane Vanillesauce!

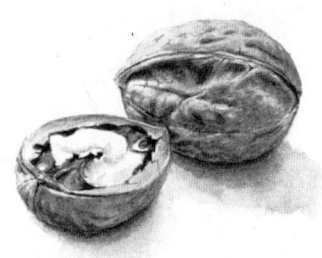

Rosmarin-Focaccia

Das traditionelle italienische Fladenbrot ist vielseitig einsetzbar, lecker mit Antipasti und verschiedenen Dips, zum Salat oder als herzhafter Zubiss zu einer Suppe. In der angegebenen Größe reicht es als Beilage für 4 Personen. Wenn Sie ein größeres Brot backen wollen, verdoppeln Sie einfach die Zutatenmengen.

1 Päckchen Trockenhefe
150 ml Wasser, lauwarm
300 g Weizenmehl, Type 1050
3 EL Olivenöl
2 TL grobes Salz aus der Mühle
2 TL Rosmarin, getrocknet, oder 2 EL, frisch

außerdem: *Backpapier*

- Hefe mit dem warmen Wasser in einer Rührschüssel verrühren und 5 Minuten stehen lassen. Mehl, 2 EL Öl und 1 TL Salz zugeben, mit dem Knethaken vermischen und anschließend mit der Hand weiterkneten.
- In den Teig die Hälfte des Rosmarins einkneten. Teig mit einem Tuch bedeckt an einem warmen Ort etwa 1 Stunde gehen lassen.
- Ofen auf 180 °C vorheizen. Teig nochmals gut durchkneten, zu einem etwa 1 cm dicken, ovalen Fladenbrot formen und auf ein mit Backpapier ausgelegtes Backblech setzen.
- Mit dem Stielende eines Holzkochlöffels in versetzten Reihen Vertiefungen in die Oberfläche des Teigs drücken.
- Mit dem restlichen Olivenöl beträufeln und mit dem restlichen Rosmarin sowie dem restlichen Salz bestreuen.
- Die Focaccia etwa 20 – 25 Minuten goldbraun backen.

Belissima!

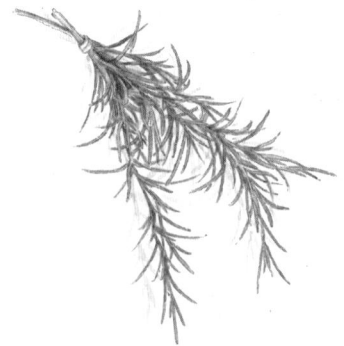

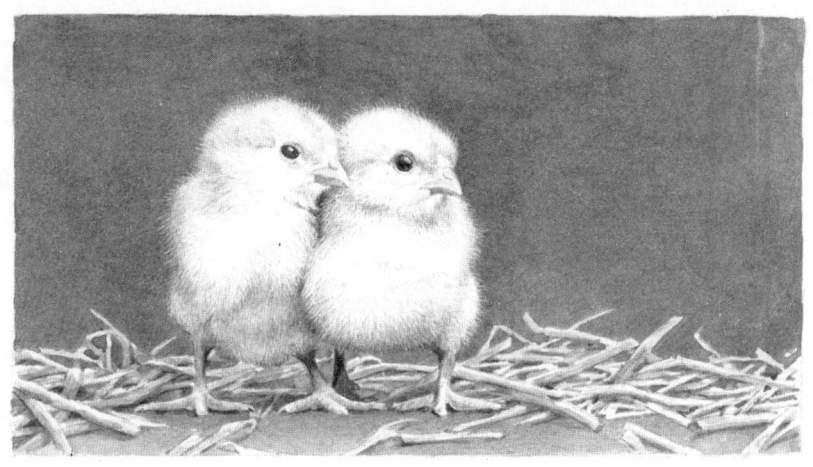

Zurück zu den Wurzeln!
Wie alles begann ...

»Die Tiere empfinden wie der Mensch Freude und Schmerz, Glück und Unglück«, wusste schon Charles Darwin und unterstrich damit, wie unsinnig es ist, zwischen liebevoll umsorgten »Haustieren« wie Hund, Katze und Wellensittich und gefühllos gehaltenen und geschlachteten »Nutztieren« wie Schwein, Rind und Huhn zu unterscheiden. Denn auch diese Tiere sind fühlende, intelligente und soziale Lebewesen, die sich freuen und leiden, Freundschaften entwickeln und individuelle Persönlichkeiten besitzen, genau wie Hund und Katze auch. Allein aus dieser grundlegenden Erkenntnis heraus hat es zu allen Zeiten der Geschichte Menschen gegeben, die freiwillig auf Nahrungsmittel vom Tier verzichteten.

Der andere Satz des Pythagoras

Der vermutlich erste Europäer, dessen direkte Äußerungen zum Thema uns überliefert sind, war der griechische Philosoph und Mathematiker Pythagoras (etwa 580 – 496 v. Chr.). Der charismatische Gelehrte war

31

davon überzeugt, dass sich die Seelen von Menschen und Tieren nicht grundsätzlich unterscheiden würden und sich die Grausamkeit gegenüber Tieren aus diesem Grund von selbst verböte. Er plädierte nicht nur für eine fleischfreie Ernährung, sondern wendete sich auch gegen die damals üblichen, aus religiösen Gründen in der antiken Gesellschaft als notwendig erachteten Tieropfer, was ziemlich großes Aufsehen erregte, weil es gegen die gängige Praxis verstieß. »Solange der Mensch Tiere schlachtet, werden die Menschen auch einander töten. Wer Mord und Schmerz sät, kann nicht erwarten, Liebe und Freude zu ernten«, sagte Pythagoras und legte damit den Grundstein für eine jahrtausendealte Tradition der philosophisch-ethisch begründeten, pflanzenbetonten Ernährung. Seine zeitweise recht zahlreichen Schülerinnen und Nachfolger, »Pythagoräer« genannt, ernährten sich vegetarisch und trugen seine Ideen über die Jahrhunderte weiter. (Auch Pythagoräerinnen gab es bereits zu Lebzeiten von Pythagoras, denn besonders am Anfang waren in dieser Bewegung viele Frauen aktiv, allen voran Pythagoras Frau Theano.)

Verwandte Seelen

Unzählige ähnlich denkende Menschen vor und nach Pythagoras sind namenlos geblieben, weil uns ihre Äußerungen nicht überliefert sind. Dass es immer Frauen und Männer gab, die sich dem Fleischkonsum bewusst verweigerten, auch wenn sie keiner übergreifenden Bewegung angehörten, zeigen verschiedene Überlieferungen berühmter Persönlichkeiten wie Plutarch, Hieronymus, Leo Tolstoi, Franz Kafka oder Percy Shelley. So schrieb zum Beispiel der Maler, Bildhauer, Architekt, Naturforscher, Erfinder und Techniker Leonardo da Vinci (1452 – 1519): »Ich habe seit frühestem Alter die Verwendung von Fleisch verabscheut und die Zeit wird kommen, wo die Menschen auf den Mord an Tieren herabsehen werden wie jetzt auf den Mord an Menschen.«

Auch Menschen, die außer Fleisch, Fisch und allen Lebensmitteln von toten Tieren bewusst auch Milch, Eier und Honig und alle anderen Produkte vom lebenden Tier ablehnten, gab es in der Vergangenheit. Weil es kein eigenes Wort für sie gab, liefen sie einfach unter der Bezeichnung »Vegetarier« mit oder wurden gelegentlich auch mal »strenge Vegetarier« genannt.

Die ersten Veganerinnen und Veganer

Das weltweit älteste, ausdrücklich vegane Großprojekt, von dem wir heute wissen, war eine 1843 gegründete landwirtschaftliche Kommune mit dem wunderbaren Namen »Fruitlands« in Harvard im US-Staat Massachusetts. Leider überlebte die von Amos Bronson Alcott (dem Vater der berühmten Schriftstellerin Louisa May Alcott) begründete Gemeinschaft nicht lange. Das lag auch daran, dass man auf Fruitlands aus Prinzip keine Nutztiere hielt und deshalb auch keine Arbeitstiere hatte. Ohne Pferde und Ochsen Landwirtschaft zu betreiben, war in der damaligen Zeit, als es noch keine motorenbetriebenen Geräte gab, jedoch mehr als mühsam, zumal ein großer Teil des Farmlands überhaupt erst urbar gemacht werden musste. Das Projekt erwies sich als unwirtschaftlich und musste deshalb leider aufgegeben werden. Kleiner Trost für uns Nachgeborene: Fruitlands Farm wird heute als »National Historic Landmark« vom US-amerikanischen National Park Service betreut und kann als Museum besichtigt werden.

Und immerhin: In den USA, aber auch in Großbritannien ließen sich andere von Fruitlands Farm inspirieren und starteten ähnliche Projekte. James Pierrepont Greaves zum Beispiel nannte seine in Ham in der englischen Grafschaft Surrey begründete Gemeinschaft nach dem Fruitlands-Gründer »Alcott House«. Wenige Jahre später, 1847, beteiligten sich Mitglieder von Alcott House dann auch an der Gründung der British Vegetarian Society. (Die Gründung des »Deutschen Vegetarierbunds«, heute VEBU genannt, folgte erst 1892.)

In der englischsprachigen Zeitschrift »The Healthian« findet sich in der Ausgabe für April 1842 denn auch die erste schriftliche Erwähnung des Begriffes »Vegetarian«, der sich in den Folgejahren auch in anderen Ländern weithin einbürgern sollte. Eines der bekanntesten frühen Mitglieder der Vegetarian Society war übrigens der irisch-britische Dramatiker und Nobelpreisträger George Bernard Shaw (1856 – 1950), von dem der viel zitierte Ausspruch stammt: »Tiere sind meine Freunde – und meine Freunde esse ich nicht.«

Für die britische Vegetarian Society sind spätestens seit dem Jahr 1909 »heftige Debatten« über den Verzehr von Milchprodukten und Eiern belegt. Während die meisten weiterhin Milch und Eier aßen, gab es schon damals unter den Mitgliedern eine Minderheit, die dies ablehnte.

In der Grafschaft South Yorkshire kam dann am 2. September 1910 Donald Watson zur Welt. Als Kind war er regelmäßig auf dem Bauernhof seines Onkels zu Besuch. Seine dortigen Erlebnisse schilderte er später sehr plastisch: »Ich war umgeben von interessanten Tieren. Sie ›gaben‹ alle etwas: Ein Pferd zog den Pflug, ein anderes zog den Einspänner, die Kühe gaben Milch, die Hennen gaben Eier und der Hahn war eine nützliche Alarmanlage – zu dieser Zeit hatte ich noch nicht erkannt, dass er auch noch eine andere Funktion innehatte. Die Schafe gaben Wolle. Ich konnte nie verstehen, was die Schweine hergaben, aber sie waren so freundliche Kreaturen – immer froh, mich zu sehen.«

Was die Schweine »hergaben«, wurde ihm erst klar, als er mit zwölf Jahren sah, wie eines geschlachtet wurde – eine Erfahrung, die sein Leben veränderte. Er fasste den Entschluss, nie wieder Fleisch zu essen. Von »vegetarischer Ernährung« hatte er damals noch nie gehört.

Die erste »Vegane Gesellschaft«

Erst als Erwachsener fand Donald Watson zur Vegetarian Society. Die Argumente der Mitglieder, die außer Fleisch und Fisch auch keine Milchprodukte und Eier aßen, beeindruckten ihn sehr. Er schlug sich rasch auf deren Seite und regte an, eine entsprechende Untergruppe innerhalb der Vegetarian Society zu bilden. Bei der Mehrheit der Mitglieder stieß dieses Vorhaben jedoch auf Widerstand, sodass Watson mit Elsie Shrigley und anderen Mitstreiterinnen und Mitstreitern am 1. November 1944 die weltweit erste »Vegan Society« gründete. Dies war zugleich die Geburtsstunde des von Watson erfundenen Wortes »vegan«.

»Es war ein Sonntag mit Sonnenschein und blauem Himmel«, hieß es später in den Annalen der Vegan Society, »ein vielversprechender Tag für die Geburt einer idealistischen neuen Bewegung«. 50 Jahre später wurde der 1. November zum »Weltvegantag« erklärt.

Die britische Vegan Society ist bis heute aktiv und kräftig am Wachsen. »Vegan zu sein«, definiert sie heute als »Lebensstil, der – so weit irgend möglich und praktikabel – alle Formen der Ausbeutung von und Grausamkeit an Tieren für Ernährung, Kleidung oder andere Zwecke auszuschließen versucht«. Dieses Streben verbindet sich mit einer großen Vision: »Am Ende wird der Gebrauch tierischer Produkte (wie Fleisch, Milch,

Leder und Wolle) als ebenso unmenschlicher wie untragbarer Brauch aus einem unzureichend aufgeklärten Zeitalter angesehen werden.«

Deutsche Anfänge

Wie in England, so entstand auch in Deutschland in der Mitte des neunzehnten Jahrhunderts die Lebensreformbewegung als bewusste Gegenbewegung zu den inhumanen Lebensbedingungen durch die wachsende Industrialisierung. Sie propagierte die gesunde, fleischlose Ernährung, die Naturheilkunde und ein Leben im Grünen als heilsamen Gegenpol für die psychisch wie physisch von der technisch-industriellen Entwicklung überforderten und der Natur entfremdeten modernen Stadtmenschen, als Teil einer gesunden, naturgemäßen Lebensweise. Die Ernährung war zum ersten Mal Teil eines umfassenden gesellschaftlichen Gegenentwurfs. Aus dieser Bewegung heraus wurde am 7. Juni 1892 in Leipzig der »Deutsche Vegetarierbund« gegründet, mit dem Ziel, »den Fleischkonsum in Deutschland deutlich zu senken und dadurch zu einer globalen Verbesserung ökologischer sowie gesundheitlicher Probleme beizutragen«. Heute heißt der Verein »Vegetarierbund Deutschland (VEBU)« und hat sowohl vegetarisch als auch vegan lebende Mitglieder. Im Zuge der Lebensreformbewegung entstanden auch die Reformhäuser, bis heute wichtige Anlaufstellen für den Einkauf vegetarischer und veganer Lebensmittel.

Ökologie und Tierrechte

Eine ähnliche Bewegung mit etwas anderer Stoßrichtung entstand hierzulande in den 1970er-Jahren mit der ökologisch orientierten Alternativbewegung. Sie wollte die »Grenzen des Wachstums« aufzeigen, kritisierte die industrielle Landwirtschaft, den massenhaften Einsatz von Insektiziden und Mineraldüngern und den ungerechten Handel mit Ländern des globalen Südens. Sie sorgte für die Gründung von Bio- und Naturkostläden und die weitere Verbreitung des kontrolliert biologischen Anbaus im Gartenbau und in der Landwirtschaft. Allmählich wuchs damit auch das Bewusstsein für das Thema vegetarische Ernährung.

Die Tierrechtsbewegung schließlich setzt sich über die Ziele des traditionellen Tierschutzes hinaus für die Rechte der durch Massentierhaltung und industrielle Fleischproduktion geschundenen »Nutztiere« ein. Insbesondere fordert sie ein Verbot der Tiertransporte inner- und außerhalb der EU-Länder unter lebensunwürdigen Bedingungen.

Auch die zahlreichen Fleischskandale – BSE, Schweinepest, Gammelfleisch, um nur einige zu nennen – haben dazu beigetragen, dass die vegetarische und vegane Sichtweise immer mehr an Akzeptanz gewonnen haben. Vegetarische und vegane Restaurants, Kochbücher und Zeitschriften gehören heute mit zum gängigen Angebot.

Rund 800 000 Veganerinnen und Veganer soll es nach Angaben des VEBU mittlerweile in Deutschland geben, etwa 80 000 in Österreich nach Angaben der Veganen Gesellschaft Österreich. Ihre demografische Zusammensetzung macht sie auch für die Wirtschaft interessant. Es sind mehr Frauen als Männer, mehr Jüngere als Ältere, mehr Gutverdienende als Ärmere und mehr Gebildete als Bildungsferne. Sprich: Es sind in der Mehrheit Menschen, die sich in Wort und Schrift gut ausdrücken können, die mit dem Internet und den sozialen Netzwerken vertraut sind, die sich in der Öffentlichkeit bemerkbar machen, Kaufentscheidungen treffen und auch eine nicht geringe Kaufkraft besitzen. Gemeinsam erzeugen sie eine beachtliche Nachfrage, und tatsächlich scheint das Angebot von Tag zu Tag zu wachsen.

Globaler Boom

Gleichzeitig begann ein Zweig der medizinischen Forschung, sich verstärkt für eine pflanzlich orientierte Ernährung auszusprechen. Seit den späten 1970er-Jahren wiesen inzwischen weltweit bekannte Wissenschaftler wie Neal D. Barnard, Dean Ornish und T. Colin Campbell unermüdlich darauf hin, dass eine auf tierischen Fetten und Eiweißen basierende Ernährung deutlich negative gesundheitliche Folgen haben kann. In einer ganzen Reihe von Studienberichten und Buchbestsellern stellten sie die These auf, dass eine fettarme, pflanzenbasierte Ernährung bestimmten chronischen Leiden wie Herz- und Kreislauferkrankungen, Diabetes und einigen Krebsarten nicht nur wirksam vorbeugen, sondern den Erkrankungsprozess sogar umkehren kann. Auch die offizielle Ernährungswissenschaft wandte sich nun verstärkt der vegetarischen und veganen Ernährung zu. Dabei fand über die Jahre ein regelrechter Paradigmenwechsel statt: Versuchte man in früheren Studien, vor allem mögliche gesundheitsgefährdende Folgen der pflanzenbasierten Ernährung nachzuweisen, geht man in der Forschung inzwischen viel eher der Frage nach, worin der Gesundheitsnutzen dieser Ernährung begründet sein könnte. Und während zum Beispiel die Deutsche Gesellschaft für Ernährung (DGE) früher die Thesen von Professor Claus Leitzmann und seinen Vordenkern zum Gesundheitsnutzen der pflanzenbetonten Vollwerternährung als Außenseiterdenken und Spinnerei abgetan hatte, gelten viele dieser Gedankengänge heute auch dort als gängige Lehrmeinung.

Zusammen mit immer haarsträubenderen Berichten über die Zustände in der Massentierhaltung sorgten diese Argumente in den letzten Jahrzehnten für ein verstärktes Interesse an der veganen Ernährung.

Wachsendes Angebot

Populäre Bücher wie »Skinny Bitch« von Rory Freedman und Kim Barnouin oder »Tiere essen« von Jonathan Safran Foer und »Anständig essen« von Karin Duve wurden zu viel diskutierten Bestsellern, aufrüttelnde Filmdokumentationen wie »Taste the Waste« und »Gabel statt Skalpell« schlugen in die gleiche Kerbe. Zur gleichen Zeit schossen vegane Restaurants, Läden und sogar Supermärkte wie Pilze aus dem Boden. Vegane Straßenfeste in zahlreichen Großstädten erfreuen sich zunehmender Besucherströme. Findige Tüftler produzieren attraktive und bezahlbare vegane Kosmetik, Schuhe, Accessoires. Vegane Kochbücher stehen auf den Bestsellerlisten. Vegane Köche können zu Starköchen aufrücken und altgediente Starköche kochen immer öfter vegan. Ob in Berlin, Glasgow oder New York, überall hat sich das vegane Angebot vervielfacht. Immer mehr Menschen werden aufmerksam und viele fragen sich, ob der rein pflanzliche Lebens- und Ernährungsstil nicht auch für sie eine Alternative wäre.

Wieso eigentlich vegan?

Die Beweggründe können vielfältig und individuell sehr unterschiedlich sein. Neben dem Mitgefühl mit den Tieren, die sie nicht mehr essen und leiden sehen wollen, sind vor allem junge Menschen oft geschockt von den dramatischen Auswirkungen, die die Ernährungsgewohnheiten der

Industrienationen auf das Klima, die Umwelt, die Gesundheit der Menschen und das Schicksal der Tiere haben. Die erschreckenden Tatsachen rund um den Hunger in der Welt empfinden sie als regelrecht bedrückend: 50 Prozent der weltweiten Getreideernte und 90 Prozent der weltweiten Sojaernte werden an sogenannte »Nutztiere« verfüttert, gleichzeitig verhungern laut UNICEF jeden Tag etwa 8500 Kinder unter 5 Jahren. Anders ausgedrückt: Etwa alle 10 Sekunden stirbt ein Kind an den Folgen der Unterernährung. Ein bei ihnen viel zitierter Slogan lautet deshalb: »Die Tiere der Reichen essen das Brot der Armen.«

Andere führen ganz allgemeine, ethisch-moralische Gründe an. In unserer Gesellschaft gelte es leider als völlig normal, Tiere auszubeuten, zu quälen oder zu töten. Der Mensch, so argumentieren sie, beanspruche für sich das »Recht des Stärkeren«, dabei habe uns die Evolution nur mehr oder weniger zufällig in die Position des Stärkeren gebracht. Ein Kennzeichen von Moral sei es ja gerade, sich nicht auf das »Recht des Stärkeren« zu berufen. Moralisch handeln würden Menschen deshalb nur dann, wenn sie die schwächeren Tiere nicht ausbeuten, quälen oder töten, sondern im Gegenteil schonen und schützen würden. Jegliche Form der Ausbeutung sogenannter Nutztiere sei deshalb abzulehnen.

Wieder andere sehen vor allem gesundheitliche Vorteile. Durch die Ernährungsumstellung sind Symptome gelindert worden oder ganz zurückgegangen, sie fühlen sich beweglicher, leichter und fitter.

Von dem Effekt, sich mit viel Gemüse wieder richtig satt essen zu können, schwärmen alle, die schon einmal mit ihrem Gewicht zu kämpfen hatten. Mit einer veganen Ernährung lässt es sich leichter ohne Mühe schlank bleiben. Tatsächlich liegt das Körpergewicht von Veganerinnen und Veganern im Durchschnitt einige Kilogramm unter dem Fleisch essender Vergleichspersonen. Andere Veganerinnen und Veganer berichten von gesünderer Haut, besseren Blutfettwerten und einem insgesamt vitaleren Lebensgefühl. Sie betonen, Milch sei »für Kälbchen, nicht für Menschen« gemacht, bezweifeln die Funktion der Milch für die Kalziumversorgung und sehen Zusammenhänge zwischen Milchkonsum und einer Reihe schwerwiegender Erkrankungen. Sie berufen sich auf den aktuellen Stand der ernährungswissenschaftlichen Forschung, der besagt, dass eine ausreichende Kalziumversorgung mit pflanzlichen Lebensmitteln und Mineralwässern möglich ist. Folglich betrachten sie die vegane

Ernährung – Abwechslung, Ausgewogenheit und eine Überwachung der Vitamin-B_{12}-Werte vorausgesetzt – als »gesündeste Kostform für den Menschen«.

Grausamkeiten in der »Lebensmittelproduktion«

Die meisten der heutigen Veganerinnen und Veganer, die den Tieren zuliebe diesen Lebensstil wählten, haben sich zunächst eine ganze Zeit lang vegetarisch ernährt. Sie berichten, ihnen sei erst nach einer Weile klar geworden, dass Milch-, Ei- und Fleischproduktion untrennbar miteinander verbunden seien: Kühe werden erst gemolken und dann geschlachtet, Hühner legen erst Eier und landen dann im Kochtopf. Ihren Schritt hin zur veganen Ernährung begreifen viele als Konsequenz aus dieser Einsicht.

Im gleichen Atemzug werden oft auch die mit der Milchproduktion verbundenen Grausamkeiten genannt. Anstatt ihre natürliche Lebensspanne von durchschnittlich 10 Jahren zu erreichen, werden Milchkühe oft schon nach vier bis fünf Jahren geschlachtet. Damit der Milchfluss nicht versiegt, werden sie künstlich besamt, denn von Natur aus gibt eine Kuh nur nach der Geburt eines Kälbchens Milch. Die Kälbchen werden sofort nach der Geburt von den Müttern getrennt, die weiblichen Kälber kommen ebenfalls in die Milchproduktion, die männlichen werden gemästet und bald geschlachtet. Die Mastrinder verbringen in der industrialisierten Landwirtschaft ein trauriges Leben auf Spaltenböden ohne Bewegungsfreiheit.

Brutal geht es bei der Eierproduktion zu. Da aus den bebrüteten Eiern ebenso viele männliche wie weibliche Küken schlüpfen, werden die männlichen Küken als »nutzloser Abfall« millionenfach durch Vergasen, Zerstampfen, Ersticken oder Ertränken »entsorgt«. Die als Legehennen herangezüchteten weiblichen Küken werden, sobald ihre »Legeleistung« nachlässt, nach zwei Jahren geschlachtet.

Persönliche Gründe

Die Entscheidung für den veganen Weg kann aber auch ganz persönliche Gründe haben. Manche Menschen verspüren schon seit längerer Zeit eine unerklärliche Abneigung gegen Fleisch, sahen sich aber bisher durch Konventionen oder ihre Erziehung gezwungen, trotzdem welches zu essen. Nun wollen sie endlich frei ihren Vorlieben und Abneigungen folgen können. Andere sind schlicht enttäuscht, dass das Steak nicht mehr so saftig ist wie früher, das Schnitzel wässrig und das Gulasch faserig schmeckt. Sie sind angewidert von den »Produkten« der modernen Fleischindustrie und suchen nach Alternativen auf der Geschmackspalette. Wieder andere haben das ewige Dreierlei aus Fleisch, Kartoffeln und Gemüse satt. Sie wollen weg von der schweren Hausmannskost und entdecken dabei die Vielfalt der veganen Küche.

Schließlich können auch finanzielle Gründe bei der Entscheidung für die vegane Ernährung eine Rolle spielen. Tierisches Eiweiß ist von der Produktion her sehr viel aufwendiger und deshalb oft auch teurer als pflanzliche Eiweißquellen.

Natürlich kann die vegane Lebensweise auch Teil eines gelebten Glaubens sein. Gewaltlosigkeit, Barmherzigkeit und Mitgefühl für alle Kreaturen gehören zu den (leider oft vergessenen) Glaubenssätzen der meisten Religionen.

Wieso eigentlich nicht?

Wir merken schnell: Alle unsere Erklärungsversuche auf die Frage »Warum eigentlich vegan?« münden in die Gegenfrage: »Wieso eigentlich nicht?«

Im nächsten Kapitel wollen wir daher noch etwas tiefer nachforschen, was eigentlich dran ist an den viel beschworenen Vorteilen der veganen Ernährung. Was kann sie uns allen (den Tieren, der Menschheit, dem Weltklima) bringen? In welcher Hinsicht kann sie wirklich wegweisend sein?

Und damit es bis dahin auch wirklich ganz schnell geht mit dem Einstieg ins vegane Leben, hier fünf Rezepte, die sowieso schon immer vegan waren und deshalb ohne große Vorbereitung einfach »wie gewohnt« zubereitet werden können.

5 Rezepte, die schon immer vegan waren

Minestrone

Die reichhaltige Gemüsesuppe ist ein italienischer Klassiker. Unentbehrliche
Zutaten sind Bohnen und Tomaten. Variieren Sie gern nach Ihrer aktuellen
Gemüsevorratslage. Maiskörner, in Streifen geschnittener Wirsing und Lauch
sind weitere beliebte Minestrone-Zutaten. In diesem Rezept sorgen sonnengetrocknete Tomaten für das gewünschte Mittelmeerflair.

1 mittelgroße Zwiebel
1 große oder zwei kleinere Möhren
3 Stängel Staudensellerie
1 Knoblauchzehe
1 EL Olivenöl
½ TL Oregano, getrocknet
½ TL Basilikum, getrocknet
8 sonnengetrocknete Tomaten
400 g weiße Bohnen, gekocht
1 l Gemüsebrühe
150 g Erbsen, frisch oder tiefgefroren
2 EL Weißweinessig
1 EL Tomatenmark
Salz
Pfeffer

- Zwiebel schälen und würfeln, Möhren und Staudensellerie in dünne
  Scheiben schneiden, Knoblauchzehe schälen und zerdrücken.
- Öl in einem Suppentopf erhitzen, Oregano und Basilikum zugeben und
  kurz mitdünsten lassen.
- Zwiebel, Möhren, Staudensellerie und Knoblauch unterrühren und etwa
  5 Minuten weiterdünsten, bis die Zwiebel glasig ist.
- Tomaten in schmale Streifen schneiden, gekochte Bohnen abgießen und
  beides gemeinsam mit der Gemüsebrühe in den Topf geben.
- Zum Kochen bringen und bei schwacher Hitze etwa 10 Minuten köcheln
  lassen. Erbsen hinzufügen und weitere 5 Minuten kochen.
- Essig und Tomatenmark einrühren und die Suppe mit Salz und Pfeffer
  abschmecken.

Gemüse-Nudel-Pfanne

Zwei einfache vegane Nudelgerichte kennen so gut wie alle: »Spaghetti Napoli« (mit einer reinen Tomatensauce) und »aglio e olio« (Nudeln mit Olivenöl, Knoblauch, Salz und Pfeffer). Die Gemüse-Nudel-Pfanne ist nur geringfügig komplizierter und wie die Minestrone ein sehr flexibles Gericht, das sich je nach Jahreszeit und Vorratslage vielfältig abwandeln lässt. Shiitakepilze, Lauch, Sojabohnenkeime und Zuckererbsen, in geröstetem Sesamöl angebraten und mit Sojasauce abgeschmeckt, ergeben zum Beispiel eine asiatisch anmutende Variante. Hier eine eher mediterrane Nudelpfanne.

400 g Vollkorn-Röhrchennudeln (Penne rigate)
Salz
2 Knoblauchzehen
1 EL Olivenöl
250 g frische Champignons
250 g Kirschtomaten
250 g junge Spinatblätter
10 schwarze Oliven, entsteint
1 EL Oregano, frisch und klein gehackt (oder 1 TL, getrocknet)
1 EL Limonenschale, frisch abgerieben
Pfeffer

- Nudeln nach der Zeitangabe auf der Packung in reichlich Salzwasser bissfest garen. Knoblauchzehen schälen, zerdrücken und in einer großen Pfanne im Olivenöl anbraten. Champignons putzen, in Scheiben schneiden und mitbraten lassen.
- Kirschtomaten halbieren, Spinatblätter von den Stielen befreien und gemeinsam mit den Oliven zu den Champignons geben.
- Das Gemüse mit Oregano, Limonenschale, Salz und Pfeffer würzen und unter gelegentlichem Rühren weiterschmoren lassen, bis die Tomaten weich werden und der Spinat zusammenfällt.
- Nudeln abgießen und dabei 200 ml vom Nudelwasser auffangen.
- Nudeln und aufgefangenes Nudelwasser zum Gemüse geben, gut umrühren und zugedeckt weitere 3 Minuten kochen lassen.
- Noch einmal mit Salz und Pfeffer abschmecken.

Grüner Kartoffelsalat

Das einfachste vegane Kartoffelgericht sind natürlich Bratkartoffeln (am besten mit Olivenöl und Zwiebeln). Aber auch alle »klaren« Kartoffelsalate werden von Haus aus ohne Mayonnaise zubereitet. Mit Gemüse- statt Fleischbrühe zubereitet, sind auch sie vegan. Dieser grüne Kartoffelsalat ist nahrhaft genug für eine eigenständige Mahlzeit, schmeckt aber auch zu Bratling oder Sojawurst.

750 g festkochende Kartoffeln
Salz
250 g grüne Bohnen
1 Bund Frühlingszwiebeln
5 EL Olivenöl
3 EL weißer Balsamico-Essig
4 Stängel Petersilie
2 Stängel Estragon oder Dill
200 g junge Spinatblätter
Pfeffer

- Kartoffeln in der Schale etwa 30 Minuten in Salzwasser garen.
- Bohnen in 3 – 4 cm lange Stücke schneiden und in den letzten 5 Minuten der Garzeit zu den Kartoffeln geben und mitkochen lassen. Kartoffeln und Bohnen abgießen und abkühlen lassen. Kartoffeln mit einer Gabel aufnehmen, schälen und in Scheiben schneiden.
- Frühlingszwiebeln in Ringe schneiden. In einer Pfanne das Öl erhitzen und die Zwiebeln bei mittlerer Hitze einige Minuten braten, bis sie weich, aber noch nicht gebräunt sind. Vom Herd nehmen und Essig einrühren.
- Kräuter fein hacken. Kartoffelscheiben und grüne Bohnen in eine Salatschüssel geben. Öl-Zwiebel-Mischung und Kräuter unterziehen.
- Spinatblätter von den Stielen befreien und auf einer Platte ausbreiten.
- Den Kartoffelsalat mit Salz und Pfeffer abschmecken, auf den Spinatblättern anrichten und servieren.

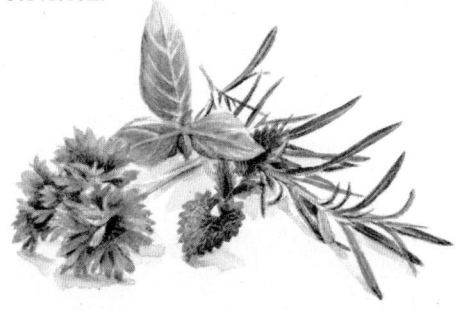

Gemüse-Blätterteig-Taschen

Knuspriger Blätterteig, gefüllt mit knackigem Herbstgemüse und weicher Blumenkohl-Knoblauch-Creme. Der Clou bei diesem Gericht ist der geröstete Knoblauch mit seiner edlen Würze.
Auch hier sind viele andere Gemüse-Kombis denkbar. Vom Grundrezept ausgehend bitte jederzeit frei experimentieren!

1 Gemüsezwiebel
1 mittelgroßer Blumenkohl
6 EL Olivenöl
Salz
Pfeffer
1 große Knoblauchknolle
8 Scheiben Blätterteig (tiefgefroren und vegan)
Weizenmehl für die Arbeitsfläche
150 ml Wasser
1 EL Speisestärke
2 EL Sojasauce
1 TL Thymian
10 Rosenkohlköpfchen
10 kleine Champignons
2 große Möhren
4 kleine Schalotten
Öl für das Blech

außerdem: *Backpapier, Alufolie*

- Backofen auf 180 °C vorheizen.
- Zwiebel schälen, vierteln und in Scheiben schneiden. Blumenkohl in sehr kleine Röschen zerteilen, 20 Röschen beiseite stellen. Restlichen Blumenkohl in einer Schüssel mit den Zwiebelscheiben, 1 EL Olivenöl, 1 TL Salz und ¼ TL Pfeffer vermischen und auf einem mit Backpapier ausgelegten Blech verteilen.
- Von der Knoblauchknolle die weiße, papierartige, äußere Haut abschälen und am oberen Ende mit einem scharfen Messer die Spitzen der Knoblauchzehen abschneiden, sodass alle Zehen geöffnet sind. Auf ein Stück Alufolie setzen, mit ½ EL Olivenöl beträufeln, die Alufolie über der Knoblauchknolle fest schließen und zu dem Blumenkohl auf das Backblech setzen.

- Das Gemüse 30 – 40 Minuten backen, bis Blumenkohl und Zwiebel-scheiben leicht gebräunt sind und der Knoblauch weich ist.
- In der Zwischenzeit Blätterteigscheiben auf einer leicht bemehlten Fläche nebeneinander auslegen und etwa 30 Minuten antauen lassen (zwischen-durch einmal wenden).
- Wasser, Stärke, 1 EL Sojasauce und Thymian mit ¼ TL Salz und etwas Pfeffer in einer kleinen Schüssel verquirlen, bis sich die Speisestärke aufgelöst hat, und beiseite stellen.
- Rosenkohlköpfchen und Champignons halbieren, Möhren jeweils längs durchschneiden und in 1 – 2 cm große Stücke schneiden, Schalotten schälen und vierteln. In einer großen Pfanne 2 EL Olivenöl erhitzen. Rosenkohl- und Pilzhälften, Möhrenstücke, Schalottenviertel und zurück-gelegte Blumenkohlröschen zugeben und unter häufigem Wenden 5 – 7 Minuten braten, bis das Gemüse leicht gebräunt ist.
- Die angerührte Speisestärke einrühren und weitere 1 – 2 Minuten garen lassen, bis die Flüssigkeit größtenteils verdampft ist und alle Gemüsestück-chen von der Sauce benetzt sind. Vom Herd nehmen und abkühlen lassen.
- Das Backblech aus dem Ofen holen, Knoblauch aus der Folie wickeln und aus den noch warmen Knoblauchzehen das weiche Innere herausdrücken. (Am besten geht dies, wenn Sie mit der einen Hand das untere Ende der Knolle festhalten und mit der anderen Hand mit einem Messer auf die Zehen drücken.)
- Knoblauch mit den Blumenkohlröschen und Zwiebeln vom Blech sowie 1 EL Sojasauce in eine Mixschüssel geben und mit dem Pürierstab zu einer glatten Creme pürieren. Mit Salz und Pfeffer abschmecken und beiseite stellen.
- Blätterteigscheiben mit einem bemehlten Nudelholz noch etwas ausrollen. In die Mitte jeder Scheibe ein Achtel der Blumenkohlcreme geben, Gemü-semischung noch einmal umrühren und darauf verteilen. Die Ecken der Teigscheiben über der Füllung nach innen klappen und gut zusammendrücken.
- Die fertigen Taschen auf ein gefettetes Backblech legen, mit dem restlichen Öl bepinseln und etwa 20 Minuten bei 160 °C backen, bis der Teig gut aufgegangen und gebräunt ist.

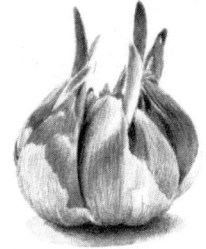

- Vor dem Servieren 5 Minuten ruhen und etwas abkühlen lassen. (Vorsicht – besonders die Füllung kann noch sehr heiß sein!)

Bratäpfel mit Haselnussfüllung

Bratäpfel gehören zu den Klassikern der gemütlichen Herbst- und Winter-
küche und kommen nicht nur zum Dessert, sondern auch als Solisten
zur Kaffee- oder Teestunde jederzeit gelegen. Viele Füllungen aus Nüssen,
Trockenfrüchten und Fruchtaufstrichen sind denkbar. Bei dieser Variante
werden die Äpfel offen gebraten und mit Haselnussmus gefüllt.

4 säuerliche Äpfel (z. B. Boskop)
Fett für die Form
2 – 3 EL Haselnussmus
4 EL Sauerkirsch-Fruchtaufstrich
½ TL Zimt, gemahlen
4 EL Crunchy-Müsli
4 EL Ahornsirup

- Äpfel halbieren, entkernen und in eine gefettete Auflaufform setzen.
- Haselnussmus, Fruchtaufstrich und Zimt verrühren und in die Apfel-
  hälften füllen.
- Jeweils 1 TL Crunchy auf der Füllung verteilen und Apfelhälften mit
  Ahornsirup beträufeln.
- Äpfel im vorgeheizten Backofen bei 175 °C etwa 30 Minuten backen.
- Dazu schmeckt zum Beispiel ein veganes Vanilleeis.

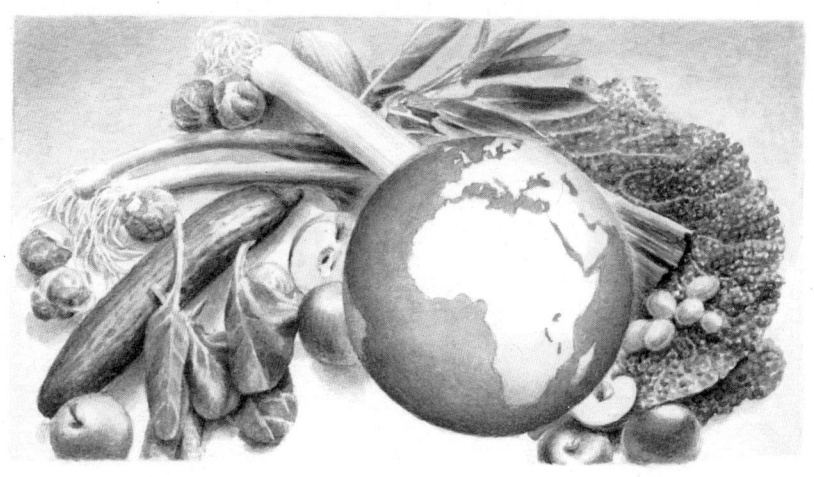

Auf in die Zukunft!
Was VEGAN alles kann ...

Dass die vegane Idee eine so lange, positive Geschichte hat, ist gut zu wissen und darf uns stolz machen. Von dort, wo wir heute stehen, wollen wir ab jetzt aber vor allem in Richtung Zukunft blicken und fragen, welche Antworten uns ein veganes Leben geben und welche Perspektiven es weisen kann. Unrealistische Heilsversprechen werden wir dabei nicht machen. Auch wenn manche in ihrer Begeisterung gern zu großen Worten greifen: Vegan kann nicht die Welt retten, alle Kriege beenden und uns ewige Jugend schenken. Das wäre ganz sicherlich auch viel zu schön, um wahr zu sein. Und eigentlich hat die vegane Ernährung es auch gar nicht nötig, in irgendeiner Weise hochzustapeln. Denn ihre Vorteile sind auch bei sachlicher Betrachtung nicht von der Hand zu weisen. Sie sprechen so sehr für sich, dass es aufhorchen lässt und Lust macht, durch eine persönliche Ernährungsumstellung von diesen Vorteilen zu profitieren. Fragen wir uns deshalb ganz unaufgeregt und ohne übertriebene Superlative, was die vegane Idee alles für uns tun kann. Tatsächlich ist das nämlich eine ganze Menge.

Vegan ist gut für die Tiere

Ein Vorteil ist unumstritten: Ein Mensch, der nichts vom Tier isst, macht Massentierhaltung überflüssig. Für ihn müssen keine Tiere gezüchtet, gefüttert, gemästet, gequält oder eingefangen und getötet werden.

Umgekehrt gilt: Wer Fleisch oder Fisch essen will, muss Tiere töten (lassen). Den frühen Jägern und Sammlern war diese Tatsache sonnenklar, in unserer modernen Gesellschaft mit ihrer starken Arbeitsteilung lässt sie sich leichter verdrängen. Was hat das in Plastik abgepackte Schnitzel noch mit einem quiekenden, grunzenden, lebendigen Schwein zu tun? Viele Menschen blenden die Herkunft des Nahrungsmittels Fleisch aus, um sich den Appetit nicht zu verderben. Dabei sind Tiere leidensfähige Lebewesen. Sie empfinden Schmerz und Todesangst. Und in der hinter dem scheinbar neutralen Begriff »Fleischproduktion« versteckten industriellen Massentierhaltung müssen sie vor ihrem viel zu frühen Tod teils unvorstellbare Qualen erleiden.

Hunderttausende von Schweinen sehen Tag für Tag auf den Fließbändern bundesdeutscher Schlachthäuser dem sicheren Tod entgegen. Der von BUND und Heinrich-Böll-Stiftung erstellte »Fleischatlas« dokumentiert: In ganz Deutschland sind es jährlich etwa 58 Millionen. Dazu kommen 3,2 Millionen Rindern, 630 Millionen Hühner sowie unzählige Enten, Gänse und Puten. Erschreckend sind nicht nur diese Zahlen, sondern auch die menschenunwürdigen Bedingungen, unter denen Männer und Frauen in Schlachthäusern für Billiglöhne arbeiten.

Gleichzeitig werden immer noch jährlich Millionen männliche Küken, die bei der »Produktion« von Legehennen »anfallen«, noch am Tag ihrer Geburt (»Eintagsküken«) zerschreddert oder vergast, weil sie nicht zum Eierlegen taugen.

Vor allem beim Geflügel nimmt die Massentierhaltung groteske Ausmaße an. Allein in einem einzigen neuen Mega-Schlachthof, dem Schlachthof im niedersächsischen Wietzen, werden zum Beispiel täglich rund 200 000 Hühner geschlachtet. Die ständig gestiegene Nachfrage nach billigem Fleisch, eine verfehlte Agrarpolitik und die Gewinnsucht der Fleisch- und Lebensmittelindustrie leisten immer unwürdigeren Haltungsformen Vorschub.

Rinderwahn, Schweinepest, Dioxin-Eier und ähnliche Katastrophen sind die – für Mensch und Tier – fatalen Folgen. Antibiotikaresistenzen sind weitere massive Probleme, die zeigen, wie schädlich die industrielle Fleischproduktion für uns sein kann.

Nicht viel besser ist es bei den Fischen: Die bald leer gefischten Weltmeere verkommen zu Müllkippen für Chemikalien und Plastik. Viele Fische sind mit Giftstoffen so belastet, dass ihr Verzehr geradezu gefährlich erscheint.

Immer mehr Menschen wollen jedoch nicht mehr Teil dieser lebensverachtenden Maschinerie sein. Sie wollen auch durch ihr Essverhalten Respekt vor den Tieren zeigen, um so, wie Albert Schweitzer es formulierte, »den Weg der geringstmöglichen Schuld zu gehen«.

Was kann der Einzelne schon ausrichten?

Oft heißt es: »Die Tiere werden sowieso gemästet und geschlachtet, ob du nun Fleischesser oder Veganer bist.« Ganz so stimmt es aber nicht. Der Vegetarierbund Deutschland (VEBU) hat ausgerechnet: »Jeder Bundesbürger isst im Laufe seines Lebens durchschnittlich 1094 Tiere: 4 Kühe und Kälber, 4 Schafe, 12 Gänse, 37 Enten, 46 Truthähne, 46 Schweine und 945 Hühner. Dazu noch unzählige Fische und andere Meerestiere. Würde jeder Deutsche nur einen fleischfreien Tag in der Woche einlegen, könnten jedes Jahr über 140 Millionen Tiere vor der Schlachtbank gerettet werden.« Das sind nicht wenige, oder?

Auch für die persönliche Lebensbilanz könnte es entlastend sein, diese vielen Tiere nicht gegessen zu haben. Von den für die Produktion von Eiern und Milch herangezüchteten und bei Nachlassen ihrer »Produktionsleistung« lange vor Ablauf ihrer natürlichen Lebenserwartung getöteten Hühnern und Kühen ganz zu schweigen.

Allzu schnell wird angesichts der massenhaften »Tierproduktion« vergessen, dass alle diese 1094 Tiere liebens- und lebenswerte Individuen sind. Für Katzen und Hunde gibt es eigene Friedhöfe mit Blumen und Grabsteinen, Schweine dagegen werden per Fließband geschlachtet. Als »Rennschwein Rudi Rüssel« und »Schweinchen namens Babe« erscheinen allerdings auch sie niedlich und lernfähig – und tatsächlich sind sie dies auch. Schweine können genauso verspielt, anhänglich und mitfühlend sein wie Hunde und haben sogar einen höheren IQ. Nach Professor Donald Bloom von der Veterinärmedizinischen Abteilung der Universität Cambridge sind

Schweine »klüger als durchschnittliche dreijährige Kinder. Sie erkennen ihren Namen, haben ein langes Gedächtnis und sind von Natur aus sehr neugierig«. Im Gegensatz zum gängigen Klischee sind sie außerdem sehr auf Reinlichkeit bedacht und trennen in Freiheit streng zwischen »Klo«, Schlaf- und Fressplatz. Ihr Geruchssinn ist deutlich stärker ausgeprägt als bei Hunden. Welche Qualen mögen sie angesichts dieser Tatsachen in der Massentierhaltung erleiden!

Die vegane Ernährung gibt uns die Chance, aus diesem System auszusteigen.

Vegan kann die Gesundheit fördern

In der Ernährungswissenschaft gab es in den letzten Jahren eine echte Kehrtwende. (Die Wissenschaft selbst spricht von einem »Paradigmenwechsel«). Starrte man früher – *negativ* – vor allem auf mögliche Mangelerscheinungen, fragt man heute – *positiv* – nach dem möglichen Gesundheitsnutzen alternativer Ernährungsformen wie der vegetarischen und veganen Ernährung.

Inzwischen ist nämlich klar geworden: Ein hoher Verzehr tierischer Nahrungsmittel kann die Gesundheit gefährden. Übergewicht, Herz-Kreislauf-Erkrankungen, Gicht, Arthritis, Diabetes mellitus Typ 2 und sogar Krebs können die Folgen einer Ernährung sein, die zu viel Zucker, Eiweiß und Fett enthält. Ein Problem ist auch, dass der Fleischverzehr jegliches Maß verloren zu haben scheint. So isst ein Deutscher im Durchschnitt mehr als 1,1 Kilogramm Fleisch pro Woche – empfohlen sind laut Deutscher Gesellschaft für Ernährung (DGE) jedoch nur 300 bis 600 Gramm. Allein in Deutschland müssen jährlich etwa 70 Milliarden Euro für die Behandlung ernährungsbedingter Krankheiten aufgebracht werden.

Gleichzeitig haben zahlreiche nationale und internationale wissenschaftliche Studien nachgewiesen: Das Risiko, einer der sogenannten Zivilisationskrankheiten zu erliegen, wird durch eine pflanzenbasierte Ernährung erheblich gemindert. Die Entstehung dieser Krankheiten geht nämlich vor allem auf die veränderten Ernährungsgewohnheiten in den Industrieländern zurück: Die ursprünglich kohlenhydratreiche, überwiegend pflanzliche Kost wurde von einer fettreichen Nahrung mit einem hohen Anteil an Lebensmitteln tierischen Ursprungs verdrängt. Dieser tierlastige Ernährungsstil ist Hauptverursacher vieler »Volkskrankheiten« wie der bereits genannten Herz-Kreislauf-Erkrankungen, Diabetes, Übergewicht und Gicht. Diese allgemeinen Aussagen ergänzen die persönlichen Beobachtungen vieler Betroffener, dass sich nach einer Umstellung auf eine pflanzenbasierte Ernährung ihr Hautbild merklich besserte, ihre allergischen Reaktionen abnahmen, ihre Neurodermitis sowie ihre rheumatischen Schmerzen gelindert wurden und ihr Cholesterinspiegel deutlich sank.

Herz-Kreislauf-Erkrankungen sind mit einem Anteil von etwa 50 Prozent hierzulande wie in vielen anderen Industrieländern die häufigste Todesursache. Veganerinnen und Veganer haben nachweislich einen niedrigeren Blutdruck und weniger Ablagerungen in den Blutgefäßen (Arteriosklerose) und deshalb auch eine geringere Anfälligkeit für Herzinfarkt und Schlaganfälle.

Bösartige Tumoren sind die zweithäufigste Todesursache in der westlichen Welt. Die Ernährung nimmt direkt Einfluss auf das persönliche Risiko. Wer viel Fleisch isst, läuft zum Beispiel stärker Gefahr, an Darm-, Lungen- oder Brustkrebs zu erkranken. Zahlreiche epidemiologische Studien beweisen dagegen: Veganerinnen und Veganer sind von bestimmten Krebsarten deutlich seltener betroffen als die Durchschnittsbevölkerung. Nachweislich haben sie eine höhere Lebenserwartung, und das bei einer besseren Lebensqualität im Alter – allein das ist schon ein bestechendes Argument.

Interessant ist auch die Auswirkung der veganen Ernährung auf die Schilddrüse. Hier wird ja immer wieder mal befürchtet, es könne zu einer Unterfunktion kommen. Das Gegenteil scheint der Fall zu sein, wie eine topaktuelle, im Fachjournal »Nutrients« veröffentlichte Studie mit immerhin 65 981 Teilnehmern zeigt: Bei der Gesamthäufigkeit von Schilddrüsenunterfunktionen gab es bei veganer Ernährung eine Risikoreduktion um 11 Prozent, bei den neu aufgetretenen Fällen eine Risikoreduktion um 22 Prozent im Vergleich zur fleischbasierten Ernährung. (Für die ovolakto-vegetabile Ernährung konnten interessanterweise keine positiven Effekte beobachtet werden.) Die vegane Ernährung scheint also die Schilddrüse eher zu schützen, als zu gefährden.

Weniger vom Schlechten, mehr vom Guten

Die Gründe für die gesundheitlichen Vorteile der veganen Ernährung fasst einer der führenden deutschen Ernährungswissenschaftler, Professor Claus Leitzmann von der Universität Gießen, in der Feststellung zusammen, »dass pflanzliche Lebensmittel ein großes Gesundheitspotential besitzen und problematische Inhaltsstoffe, die man mit tierischen Lebensmitteln zu sich nimmt – allen voran viele Kalorien – in Pflanzen nicht so konzentriert vorhanden sind«.

Damit ist tatsächlich das Wesentliche schon gesagt: Tierische Lebensmittel sind oft hochkalorisch, mit ungünstigen Fetten versehen und besonders schadstoffbelastet. Durch die lange Nahrungskette nehmen Tiere zahlreiche Umweltgifte auf, die dann mit dem Schnitzel auf dem Teller oder mit der Milch im Glas landen. Hinzu kommen antibiotikaresistente Bakterien, Dioxine und Krankheitserreger wie zum Beispiel Salmonellen. Weil sie die Nahrungskette um das tierische Element verkürzen, nehmen Veganerinnen und Veganer weniger ungünstige Substanzen auf. Auch die Reste der in der Massentierhaltung eingesetzten »Masthilfsmittel« (Medikamente wie Antibiotika, Wachstumshormone und Psychopharmaka) ersparen sich alle, die sich rein pflanzlich ernähren.

Bio-Gemüse besonders bioaktiv

Das gilt natürlich besonders dann, wenn wir möglichst regional und saisonal geerntetes Obst und Gemüse aus kontrolliert biologischem Anbau verzehren, denn auch pflanzliche Lebensmittel können mit Pestiziden und Mitteln zur Haltbarmachung behaftet sein. Wer die Chance hat, Obst und Gemüse ohne Gift im eigenen Garten anzubauen, ist natürlich besonders fein raus. Für alle anderen sollten Bio-Hofläden, Bioläden und Wochenmärkte auf jeden Fall die wichtigsten »Rohstoffquellen« sein.

Auch das von Professor Leitzmann angeführte »große Gesundheitspotential« pflanzlicher Lebensmittel ist bei kontrolliert biologischem Anbau höher: Enthalten sie doch oft noch mehr »sekundäre Pflanzenstoffe«. »Sekundär« heißen sie, weil sie für den Stoffwechsel der Pflanzen selbst nicht »primär« lebensnotwendig, sondern auch für diese einen »sekundären« Nutzen haben, zum Beispiel zur Abwehr bestimmter Krankheiten oder Schädlinge. Manchmal spricht man auch von »bioaktiven

Substanzen«, weil sie keinen Nährstoffcharakter besitzen, aber im Organismus eine aktive gesundheitsfördernde Wirkung entfalten. (Außer den sekundären Pflanzenstoffen gehören hierzu auch die Ballaststoffe und verschiedene Substanzen in fermentierten Lebensmitteln wie in Sojasauce oder Sauerkraut). Diese Stoffe, die erst in den letzten Jahrzehnten in das Blickfeld des ernährungswissenschaftlichen Interesses gerückt sind, besitzen nachweisbare gesundheitsfördernde Eigenschaften: Sie können vor Krankheitserregern, freien Radikalen und Krebs schützen, den Cholesterinspiegel senken und das Immunsystem stärken.

Die augenfälligsten Vertreter dieser Gruppe sind die Pflanzenfarbstoffe, die zum Beispiel für das leuchtende Rot von Johannisbeeren, das frische Gelb und Orange von Äpfeln und Aprikosen oder das kräftige Grün von Spinat und Brokkoli verantwortlich sind. (In dem Kapitel über den »veganen Regenbogen« ab Seite 113 werden wir darauf noch einmal ausführlich eingehen.)

Zu den segensreichen bioaktiven Substanzen gehören auch die Sulfide, die Knoblauch, Zwiebeln und Lauch so herrlich duften lassen. Ihre verdauungsfördernde und antientzündliche Wirkung wird in den Mittelmeerländern schon lange geschätzt. Da sie außerdem blutverdünnend wirken und damit die Durchblutung des Gehirns fördern, kommen sie auch in der Naturheilkunde zum Einsatz. Vergleichbar positive Wirkungen haben die Polyphenole, die in fast allen Kohlarten, aber auch in Salat, Walnüssen, roten Weintrauben, Kirschen und Äpfeln sowie in Gewürzen wie Kurkuma und Chili enthalten sind.

Geistig fit, auch im Alter

Damit sind aber längst noch nicht alle bioaktiven Substanzen aufgezählt. Nüsse und Samen enthalten Phytosterine, die den Cholesterinspiegel senken helfen. Mehrmals pro Woche eine kleine Handvoll Nüsse und Sonnenblumenkerne zu knabbern, ist eine wirksame Altersvorsorge! Senf und Meerrettich enthalten entzündungshemmende Glucosinolate. Beide sind deshalb ideale Begleiter aller herzhaften Mahlzeiten. Als selbst Betroffene kann ich hier verraten: Die köstliche Schärfe von Meerrettich hilft nicht nur, die Erkältungssaison gut zu überstehen, sondern kann auch geradezu süchtig machen.

Als letzte Gruppe seien noch die vermutlich vor bestimmten Krebsarten schützenden Terpene genannt, die insbesondere in Zitronen und Minze vorkommen. Ein Zitronensorbet mit frischen Pfefferminzblättchen ist also nicht nur ein köstliches Dessert, sondern auch gesund.

Sekundäre Pflanzenstoffe haben auch ihren Anteil daran, dass Gemüse den Geist im Alter so fit hält. Eine kürzliche Analyse der Ernährungsdaten von 3700 Einwohnerinnen und Einwohnern von Chicago ergab: Drei Portionen Gemüse täglich wirken dem geistigen Abbau im Alter entgegen. Dies gilt besonders für grünes Blattgemüse wie Spinat und Kohl. Die hohen Gehalte an Vitamin E und sekundären Pflanzenstoffen wie Flavonoiden werden dafür verantwortlich gemacht. Eine wichtige Rolle spielt sicherlich auch die in frischem Gemüse und Obst reichlich vorhandene Folsäure, die gemeinsam mit den Vitaminen B_6 und B_{12} am Abbau von Homocystein beteiligt ist. (Auf die wichtige Versorgung mit Vitamin B_{12} werden wir ab Seite 161 noch ausführlich zu sprechen kommen.)

Schäden an Nerven und Gehirn, ja sogar ein erhöhtes Risiko für Alzheimer können mit einem niedrigen Folsäurespiegel verbunden sein. Wer sich pflanzlich ernährt, steht in dieser Hinsicht gut da. Halten Sie deshalb auch gerade im Alter an Ihrem bewährten Ernährungskurs fest.

Rank und bitte nicht zu schlank

Veganerinnen und Veganer haben seltener Übergewicht als nichtvegan lebende Vergleichsgruppen, obgleich sie nach neuesten Studien oft genauso viele Kalorien zu sich nehmen. Nicht die Gesamtkalorienmenge, sondern auch die Quelle der jeweiligen Kalorien scheint also für die Entwicklung des persönlichen Gewichts bedeutsam zu sein. Menschen, die sich pflanzlich ernähren, haben den großen Vorteil, dass der Kohlenhydratanteil in ihrer Nahrung im Allgemeinen günstiger ist und eine bessere Zusammensetzung aufweist, denn sie essen mehr Ballaststoffe und viele komplexe Kohlenhydrate aus Getreide und Nährmitteln (zum Beispiel Teigwaren), weniger aus Süßwaren und Zucker. Deshalb bleiben sie länger satt (und leiden seltener an Darmerkrankungen). Zudem enthält die vegane Ernährung nicht nur weniger Gesamtfett, das verzehrte pflanzliche Fett ist auch qualitativ wertvoller als tierisches Fett mit seinen gesättigten Fettsäuren und seinem Cholesteringehalt. (Aus diesem Grund liegen die Blutfettwerte von Veganerinnen und Veganern auch in einem gesundheitlich günstigeren Bereich.)

Viele Studien belegen den Gewichtseffekt – und wer sich einmal ganz bewusst in einer zufällig zusammengesetzten Menschenmenge, zum Beispiel bei einer Bürgerversammlung, in der Straßenbahn oder in einem Kinopublikum, umschaut und dies mit den Teilnehmerinnen und Teilnehmern eines Veggie-Treffs vergleicht, kann ihn leicht selbst beobachten. Am krassesten fällt mir dieser Unterschied immer auf, wenn ich wieder einmal aus familiären Gründen in den USA bin, im Straßenbild die vielen extrem dicken Menschen sehe und dann zu einem »VegFest« gehe. Im Gegensatz zur Allgemeinbevölkerung sind selbst mäßig übergewichtige Menschen in der US-amerikanischen Veggie-Szene absolut in der Minderheit.

Was die USA betrifft, gibt es für uns aber keinen Grund zur Häme: Der Trend zur XXL-Figur ist auch in Mitteleuropa deutlich zu sehen, mit einer zeitlichen Verzögerung von vielleicht zehn bis 15 Jahren. Für die Betroffenen ist dies mit großem physischen wie psychischen Leid verbunden. Deshalb sei der Hinweis erlaubt, dass die vegane Ernährung nicht nur zur Prävention von Übergewicht, sondern auch zur Gewichtsreduktion geeignet ist. (Der große Erfolg des veganen Bestsellers »Skinny Bitch« bei Victoria Beckham und diversen anderen Stars und Sternchen mit unübersehbaren Magersuchttendenzen ist sicher auf diese Tatsache zurückzuführen.)

Aber gleich eine Mahnung zur Vorsicht: In unserer zum Schlankheitswahn neigenden Gesellschaft birgt die eben getroffene Aussage auch gewisse Gefahren. Untergewicht ist nämlich bei Veganerinnen und Veganern ebenfalls häufiger als bei anderen Vergleichsgruppen – und auch Untergewicht kann mit einer geringeren Lebenserwartung verbunden sein.

Steuern Sie deshalb entschieden dagegen, wenn Sie merken, dass Ihr Body-Mass-Index (BMI = Körpergewicht in kg, dividiert durch das Quadrat der Körpergröße in m) unter 20 (Männer) oder 19 (Frauen) rutscht, und versuchen Sie, sich langfristig bei einem gesunden BMI von 20 bis 25 (Männer) oder 19 bis 24 (Frauen) einzupendeln.

Wenn Sie nicht nur Ihre Ernährung umstellen, sondern auch Ihr Gewicht reduzieren wollen, achten Sie außerdem ganz verstärkt darauf, dass Sie tatsächlich mit allen Nährstoffen gut versorgt sind. Die nächsten Kapitel geben Ihnen alle dazu nötigen Hinweise.

Natürliches Hunger- und Sättigungsgefühl

In dem Zusammenhang gleich noch der Appell, im Zuge der Ernährungs-umstellung das eigene Hunger- und Sättigungsgefühl noch einmal ganz bewusst wahrzunehmen und zu trainieren. Dazu den Hunger auch ruhig einmal kommen lassen und spüren: »Ich bin hungrig – jetzt möchte ich etwas essen.« Auf diese Weise können wir uns den in vielen Diäten zum Schreckgespenst erklärten Hunger wieder zu einem guten Freund machen und uns von ihm leiten lassen.

Das Gleiche gilt für das natürliche Sättigungsgefühl. Das meldet sich nämlich leider nicht schon dann, wenn der Magen längst Bescheid weiß, sondern in der Regel erst eine Viertelstunde später. Die Dehnungsrezeptoren in den Magenwänden müssen erst mittels eines Eiweißstoffes namens Leptin über das Blut die Botschaft ans Gehirn weitergeben: »Energiespeicher gut gefüllt, Nahrungsaufnahme bitte einstellen!« Kalorien zählen die Dehnungs-rezeptoren allerdings nicht. Für sie ist allein das Volumen ausschlaggebend, weshalb es im Hinblick auf die Figur grundsätzlich besser ist, Lebensmittel mit großem Volumen pro Kalorie (zum Beispiel Salat, Obst oder Suppe) zu essen als solche mit vielen Kalorien auf geringem Raum (zum Beispiel Pra-linen oder Pommes Frites). Auch wie lange und intensiv wir auf etwas kauen, bestimmt mit über unser Sättigungsgefühl: Was wir nur oberflächlich kauen und hektisch herunterschlingen, verlangt nach mehr. Alles gut Gekaute dagegen macht uns besser satt. Sich bewusst ernährenden Veganerinnen und Veganern kommt zugute, dass sie viel Rohkost und Vollkornprodukte verzehren, bei denen es ordentlich was zu kauen gibt. Und das lohnt sich: Wer die nötige Geduld aufbringt, auf das eigene Sättigungsgefühl zu warten, entwickelt bald ein gutes Gespür für diese Vorgänge, genießt die Mahlzeiten ohne Schuldgefühle und hört einfach auf zu essen, wenn er satt ist.

Vegan kann mehr Menschen satt machen

Dem beklagenswerten Umstand, dass in unserer westlichen Welt viele Menschen ihren Hunger nicht mehr richtig spüren und an Übergewicht zulegen, steht die um ein Vielfaches schlimmere Tatsache gegenüber, dass laut Welternährungsorganisation (WHO) fast eine Milliarde Menschen hungern *müssen*. Von der zu Recht geforderten »Ernährungsgerechtigkeit« kann da keine Rede sein!

Unfassbar schrecklich ist, dass laut UNICEF täglich etwa 8500 Kinder unter 5 Jahren an den Folgen der Unterernährung sterben. Und das, obwohl auf dieser Welt eigentlich niemand hungern müsste. Pflanzliche Nahrungsmittel gibt es jedenfalls genug. Weil jedoch rund 50 Prozent der weltweiten Getreideernte und 90 Prozent der weltweiten Sojaernte an »Nutztiere« verfüttert werden, reichen die weltweit produzierten Lebensmittel nicht aus, um alle Menschen auf Dauer satt zu machen. Die Entwicklungsländer produzieren 60 Prozent aller pflanzlichen Futtermittel und exportieren riesige Mengen an Getreide und Soja von Ackerflächen, die der eigenen Bevölkerung nicht mehr zur Verfügung stehen. Für Soja, das von Europa als Futtermittel importiert wird, werden in den Entwicklungsländern über 36 Millionen Hektar Land verbraucht. Zusätzlich wird auch noch Fleisch in die Industrieländer exportiert.

Allein Deutschland führt jährlich etwa 4,5 Millionen Tonnen Sojaschrot ein. Über die Hälfte des hierzulande importierten Futters stammt aus Entwicklungsländern. Die Tiere werden mit Futter gefüttert, das auf fruchtbaren Äckern wächst, die wiederum nicht mehr dazu genutzt werden, um Lebensmittel für die eigene Bevölkerung anzubauen. Oder es wächst wie in Argentinien und Brasilien auf Flächen, für die Urwald abgeholzt wurde. Der Gipfel sind dann unsere Fleischexporte von hygienisch höchst bedenklichen Geflügelteilen (hierzulande werden meist nur Putenschnitzel und Hähnchenbrust gegessen) in die Entwicklungsländer, die dort die lokalen Märkte zerstören und die Gesundheit der Menschen gefährden können.

Das derzeitige System ist zudem völlig ineffizient. Auf der Fläche, die man braucht, um ein Kilogramm Fleisch zu »produzieren«, könnte man sieben bis 16 Kilogramm Getreide oder Sojabohnen, 200 Kilogramm Tomaten oder 160 Kilogramm Kartoffeln ernten.

Natürlich stecken dahinter noch sehr viel komplexere Zusammenhänge, doch reicht das Gesagte sicher schon aus, um eine pflanzlich basierte Ernährung vernünftig und sinnvoll erscheinen zu lassen.

Vegan kann die Umwelt schützen

Ökologisch gesehen, ist der Massenkonsum von Fleisch ein geradezu selbstmörderischer Wahnsinn. Zum Ersten werden, wie wir schon gesehen haben, Unmengen von Lebensmitteln verschwendet, weil sie an die »Nutztiere« verfüttert werden. Dabei braucht man sieben Kilogramm Getreide, um ein Kilogramm Rindfleisch zu »erzeugen«, oder zwei Kilogramm Getreide für ein Kilogramm Geflügelfleisch. Denn die Tiere verbrauchen einen großen Teil des Futters für ihren eignen Stoffwechsel. Würde das Getreide direkt gegessen, könnten ungleich mehr Menschen davon satt werden.

Zum Zweiten verseucht eine wahre Gülleflut Böden, Seen und Grundwasser. Allein die in den USA gehaltenen »Nutztiere« produzieren 130-mal mehr Exkremente als die gesamte Weltbevölkerung: etwa 39 000 Kilogramm pro Sekunde. Große, oft ackerflächenarme Schweinefarmen produzieren so viele Exkremente wie ganze Städte. Das »stinkt« immer mehr Menschen und sie protestieren allerorten gegen die Errichtung oder Erweiterung der Agrarfabriken.

Das dritte große Problem ist die Landgewinnung für die Rinderzucht (zur Gewinnung von Weideflächen und von Äckern zum Sojaanbau für das Tierfutter). Regenwald wird abgeholzt, Boden wird erodiert und Gewässer werden belastet ...

Hinzu kommt ein enormer Wasserverbrauch, denn nicht beim Duschen oder Waschen verbraucht der Mensch am meisten Wasser, sondern durch den Konsum wasserintensiver landwirtschaftlicher Produkte wie Fleisch und Milch. Dazu ein Vergleich: Um nur ein Kilogramm Rindfleisch zu »produzieren«, sind bis zu 15 500 Liter Wasser nötig. Für den Anbau von einem Kilogramm Weizen dagegen werden nur 750 Liter Wasser verbraucht.

Auch hierzulande hat die Ernährung einen großen Effekt auf die Umwelt. 95 Prozent aller Ammoniakemissionen, 50 Prozent des gesamten Landverbrauchs und sogar 25 Prozent aller Treibhausgase gehen direkt auf sie zurück. Umso interessanter sind neueste Forschungsergebnisse zu den ökologischen Auswirkungen verschiedener Ernährungsformen. Verglichen wurden eine an den Empfehlungen von DGE oder UGB (Verband für unabhängige Gesundheitsberatung) ausgerichtete sowie eine vegetarische und vegane Kostform. Die Autoren Toni Meier und Olaf Christen kommen zu dem Schluss, dass die fleischfreien Ernährungsweisen der Umwelt am wenigsten schaden. Insofern sehen sie einen Hoffnungsschimmer: »Eine Veränderung der Essgewohnheiten kann die Auswirkungen auf die Umwelt deutlich verringern, und das zu geringen Kosten.«

Was wir essen, ist also die wichtigste Stellschraube, mit deren Hilfe wir unseren ökologischen Umgang mit der Umwelt regulieren können. Eine Ernährungsumstellung kann deshalb auch in diesem Sinne ein positives Statement sein.

Vegan kann ein gutes Klima schaffen

Laut der Welternährungsorganisation (FAO) trägt die Haltung von »Nutztieren« mit etwa 20 Prozent mehr zur Klimaerwärmung bei als der weltweite Transportsektor mit all seinen Autos, Flugzeugen und Schiffen. Das amerikanische Worldwatch Institut (WI) geht sogar davon aus, dass die Herstellung tierischer Produkte mit 51 Prozent am weltweiten Kohlendioxid-Ausstoß beteiligt sein könnte. Tatsächlich entstehen die gefährlichsten Klimakiller zu einem großen Teil in der landwirtschaftlichen Tierhaltung.

Das Wiederkäuen der Rinder zum Beispiel ist eine wesentliche Quelle des Treibhausgases Methan, das 21-mal klimaschädlicher sein soll als CO_2. Durch die Viehhaltung entstehen so rund 115 Millionen Tonnen Methangas. Problematisch ist die Haltung der Wiederkäuer vor allem, wenn diese energiereiches Kraftfutter bekommen. Besser sieht die Klimabilanz aus, wenn die Tiere auf Dauergrünland grasen dürfen.

Durch die Verwendung von Mineraldünger beim Anbau von Futterpflanzen gehen bei den Stickstoffoxiden sogar 65 Prozent auf die Tierhaltung zurück. Greenpeace Deutschland appelliert daher: »Reduzieren Sie den Fleischanteil Ihrer Ernährung.« Das britische Fachmagazin »Physics World« formuliert sogar: »Die Menschheit sollte ihre Essgewohnheiten ändern: Wenn alle Menschen auf Fleisch verzichten würden, könnten wir die globale Erwärmung noch in den Griff bekommen.« Und Karl von Koerber und Jürgen Kretschmer vom Beratungsbüro für Ernährungsökologie geben noch darüber hinausgehende weitere Empfehlungen: »Eine klimafreundliche Ernährung besteht bevorzugt aus pflanzlichen Produkten, ökologischen Erzeugnissen sowie regionalen und saisonalen Lebensmitteln.«

Worauf warten wir noch? Auf geht's!

Fazit mit Veganblume

Mit der Entscheidung für eine vegane Ernährung können wir also eine ganze Menge bewirken – in uns und um uns herum. Trotzdem können wir nicht die ganze Welt retten und sollten auch nicht so tun, als wäre die vegane Ernährung das Allheilmittel für alle genannten Probleme, die ja wiederum in sich äußerst komplex und vielschichtig sind und eine ganze Reihe von Büchern füllen könnten. Andererseits gibt es auch keinen Grund, vor der Vielzahl der Probleme zu kapitulieren. Jede und jeder kann mit kleinen Schritten einen Beitrag dazu leisten, dass sich etwas bewegt. »Falls du glaubst, dass du zu klein bist, um etwas zu bewirken, dann versuche mal zu schlafen, wenn eine Mücke im Raum ist«, lautet ein dem Dalai Lama zugeschriebenes, mehr als treffendes Zitat zu diesem Thema.

Dass diese Schritte individuell unterschiedlich ausfallen können, leuchtet ebenfalls ein. Außer der Ernährung gibt es ja auch noch viele andere Ansatzpunkte wie die Förderung des fairen Handels, unsere Art zu reisen, uns fortzubewegen oder unsere Freizeit zu gestalten. Im Kapitel zum Thema »Vegandiplomatie« ab Seite 194 werden wir noch einmal sehen, wie wichtig es ist, all diese Ansatzpunkte anderer engagierter Menschen freundlich zu fördern und wertzuschätzen.

Angesichts der Fülle der Probleme können wir aber auch leicht den Überblick verlieren. Ein wichtiger Kompass für das vegane Leben ist, wie schon auf Seite 11 erwähnt, die »Veganblume« mit ihrem hohen Wiedererkennungswert. Europaweit gibt es aktuell zudem das sogenannte »V-Label« der European Vegetarian Union, das in Deutschland vom VEBU vergeben und kontrolliert wird.

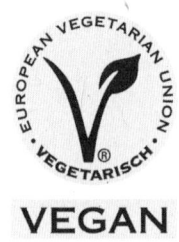

5 Rezepte, die so richtig klimafreundlich sind

Im Frühling: Gnocchi mit frischen Kräutern

Haben Sie ein schönes Kräuterbeet im Garten oder sogar eine Kräuterspirale? Auch auf jedem Balkon oder jeder Fensterbank ist Platz für ein paar Kräutertöpfe. Verwenden Sie Ihre erste Ernte oder ein vom Wochenmarkt mitgebrachtes Kräutersträußchen für diese feinen, durch ihre Einfachheit bestechenden Gnocchi. Je nachdem, welche Kräuter Sie gerade vorrätig haben oder angeboten bekommen, schmecken sie – zum Beispiel mit Kerbel oder Estragon – süßlich elegant oder mit kräftigen Mittelmeerkräutern und einer in dünne Blättchen geschnittenen Knoblauchzehe südländisch pikant.

1 kg mehligkochende Kartoffeln
Salz
4 EL Olivenöl
120 g Weizenvollkornmehl
Pfeffer
Muskatnuss, frisch gerieben
Mehl für die Arbeitsfläche
1 Bund frische Kräuter
4 EL Margarine

- Kartoffeln in der Schale in Salzwasser kochen. Noch heiß pellen, stampfen oder durch eine Kartoffelpresse drücken.
- Das Olivenöl hinzufügen und das Ganze mit dem Mehl verkneten, bis der Teig nicht mehr klebt, und mit Salz, Pfeffer und Muskat würzen.
- Den Teig auf einer bemehlten Arbeitsfläche zu dicken Rollen formen und etwa 2 cm lange Stücke abschneiden. Jedes Stück mit bemehlten Händen zu einem kleinen Oval formen und mit einer Gabel das typische Gnocchimuster in die Ovale eindrücken.
- In einem großen Topf reichlich Salzwasser zum Sieden bringen und die Gnocchi darin garen (etwa 2 Minuten), bis sie an die Oberfläche steigen. Mit einem Schaumlöffel herausnehmen und warm stellen.
- Blätter von den Kräutern zupfen und fein schneiden. In einer großen, heißen Pfanne die Margarine flüssig werden lassen und die Kräuter hineinrühren. Zuletzt die Gnocchi zugeben und darin schwenken.

Im Sommer: Minziger Sommersalat

Ein erfrischender Salat, der 1 – 2 Stunden gekühlt besonders gut erfrischt. Anders als Blattsalat machen die deutlich dickeren Chinakohlblätter auch mit Sauce nicht so schnell schlapp. Vor dem Servieren noch einmal gut durchmischen.

1 kleine Schalotte
2 EL Weißweinessig
1 EL abgeriebene Schale einer Bio-Zitrone
2 EL frischer Zitronensaft
1 TL Dijonsenf
1 TL Agavendicksaft
4 EL Olivenöl
1 kleiner Chinakohl
1 Salatgurke
1 rote Paprikaschote
½ Bund Frühlingszwiebeln
½ Bund frische Minze
½ Bund Petersilie
1 Bund Schnittlauch

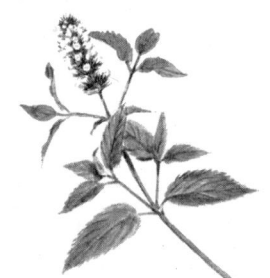

- Schalotte schälen und fein würfeln. Essig, Schalotte, Zitronenschale, Zitronensaft, Senf und Agavendicksaft verrühren und mit einem Schneebesen das Olivenöl unterschlagen.
- Vom Chinakohl bei Bedarf die äußeren Blätter entfernen. Den Kohl halbieren, den Strunk herausschneiden und den Kohl in feine Streifen schneiden.
- Gurke mit einem Gemüsehobel in dünne Scheiben schneiden. Paprikaschote halbieren, entkernen und in Würfel schneiden. Frühlingszwiebeln in sehr feine Ringe schneiden.
- Kräuter fein hacken und mit Chinakohl, Gurke, Paprika und Frühlingszwiebeln mischen.
- Zuletzt die Sauce unter den Salat ziehen.

Im Herbst: Himmel und Erde

Ein traditionell rheinländisches Gericht aus Kartoffeln, die nicht umsonst »Erdäpfel« genannt werden, und frischen Äpfeln. Eine gute Verwendung für einen drohenden Fallobstüberhang.

Kartoffeln und Äpfel werden gewürfelt und gekocht, aber bitte nur leicht gestampft. Eine leicht stückige Konsistenz ist durchaus gewollt. Getoppt werden Himmel und Erde von kross gebratenen Zwiebelringen.

750 g mehligkochende Kartoffeln
Salz
750 g säuerliche Äpfel (gern Fallobst)
1 Prise Vollrohrzucker
2 große Gemüsezwiebeln
2 – 3 EL Rapsöl
Pfeffer
Gewürznelken, gemahlen
Muskatnuss, frisch gerieben
Kreuzkümmel, gemahlen

- Kartoffeln schälen und in große Würfel schneiden. In Salzwasser garen, bis sie weich sind. Äpfel schälen, entkernen und in wenig Wasser mit einer Prise Zucker weich kochen.
- Zwiebeln schälen und in Ringe schneiden. In einer Pfanne das Rapsöl erhitzen und die Zwiebelringe kräftig anbraten, bis sie braun werden. Mit Salz und Pfeffer würzen.
- Kartoffeln und Äpfel abgießen und zusammen in eine große Schüssel geben. Mit einem Kartoffelstampfer grob zerdrücken und mit Salz und Pfeffer würzen. Mit je einer Prise Gewürznelken, Muskatnuss und Kreuzkümmel verfeinern.
- Die Zwiebelringe auf die Kartoffel-Apfel-Mischung legen und servieren.

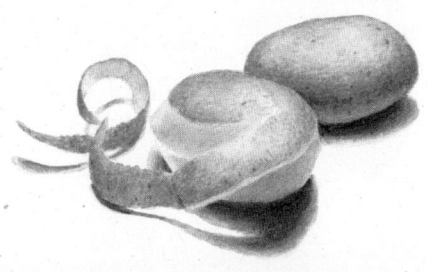

Im Winter: Hirsotto mit Äpfeln und Pilzen

Wer weiß noch, dass die Hirse früher einmal ein wegen seines Reichtums an wertvollen Nährstoffen hoch geschätztes, einheimisches Getreide war? Als Hirsebrei geistert sie zwar noch immer durch die Grimm'schen Märchen, doch ist ihr Anbau bei uns in Deutschland schon lange in Vergessenheit geraten. So wird sie heutzutage im Bedarfsfall meist von weither importiert. Seit einigen Jahren gibt es jedoch im Spreewald wieder eine Hirsemühle, deren Produkte aus ökologischem Anbau überall im Biohandel zu bekommen sind. Für alle Menschen mit Glutenunverträglichkeit ist die glutenfreie Hirse ein wahrer Segen. Wir anderen freuen uns besonders an ihrem hohen Gehalt an Kieselsäure, denn diese macht Haut und Haare schön. (Noch nicht gemerkt?)

8 braune Champignons
2 EL Olivenöl
2 rote Äpfel
Salz
2 Knoblauchzehen
1 Zwiebel
1 TL Salbei, getrocknet
1 TL Rosmarin, getrocknet
200 g Hirse
100 ml Weißwein (alkoholfreie Alternative: Apfelsaft)
450 ml Gemüsebrühe
100 ml Sojasahne
Piment
Muskatnuss, frisch gerieben
Pfeffer
Zimt, gemahlen

außerdem: *Backpapier*

- Backofen auf 180 °C vorheizen.
- Champignons putzen, mit 1 EL Olivenöl bepinseln und auf ein mit Backpapier ausgelegtes Backblech setzen.
- Äpfel mit der Schale vierteln, entkernen, grob würfeln und zu den Pilzen auf das Backblech geben. Mit etwas Salz bestreuen und etwa 25 Minuten im Ofen garen.

- Knoblauchzehen schälen und zerdrücken, Zwiebel schälen, klein schneiden und beides mit Salbei, Rosmarin und etwas Salz in einem großen Topf im zweiten EL Olivenöl bei geringer Hitze glasig dünsten.
- Hirse zugeben und unter ständigem Rühren einige Minuten mitdünsten lassen. Weißwein (oder Apfelsaft) angießen und gut verrühren.
- Wenn der Wein verdunstet ist, etwas von der Brühe angießen und unter Rühren weiterköcheln lassen, bis die Flüssigkeit aufgesogen ist. Auf die gleiche Weise fortfahren, bis die Brühe ganz verbraucht ist.
- Jetzt die Hälfte der Sojasahne angießen und wieder rühren, bis sie aufgesogen ist. Mit der zweiten Hälfte fortfahren.
- Das Ganze so lange köcheln lassen, bis die Hirse weich ist, und zum Schluss mit Piment, Muskat und Pfeffer abschmecken.
- Das Hirsotto auf Teller geben und mit der Champignon-Apfel-Mischung belegen.
- Zum Schluss mithilfe eines Teesiebs einen Hauch Zimtpulver darüberstäuben.

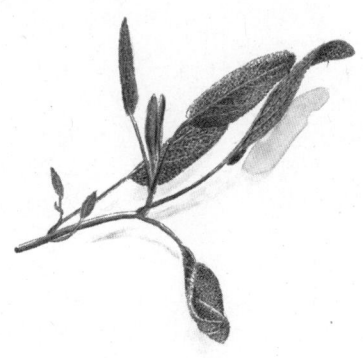

Zu jeder Jahreszeit: Englische Haferkekse

In England sind sie Klassiker, in unserer Familie bewährte Picknickdosen-Begleiter und Allzeit-Lebensretter auf langen Spaziergängen und Stadtbesichtigungen. Die unkomplizierten Haferkekse schmecken immer, sättigen gut und sind einfach »very british«.

Weil sie so lecker sind, schaffen sie es allerdings nicht immer aus der Küche bis in die Proviantdose. Dann schnell eine Kanne starken Assamtee kochen und auf englische Art mit (unbedingt vorher erwärmtem!) Sojadrink und Vollrohrzucker aus hohen, dünnwandigen Teebechern zu den Keksen genießen. *So delicious!*

100 g grobe Haferflocken
100 g Weizenvollkornmehl
50 g Vollrohrzucker
1 TL Weinstein-Backpulver
1 Prise Salz
100 g zimmerwarme Margarine
1 – 2 EL Sojadrink
Mehl für die Arbeitsfläche

außerdem: *Backpapier*

- Haferflocken nicht zu lang im Mixer oder in einer elektrischen Kaffeemühle mahlen. (Ziel ist eine Konsistenz wie bei gemahlenen Haselnüssen.)
- Mit Mehl, Vollrohrzucker, Backpulver und Salz in eine Schüssel geben. Margarine in Flocken aufsetzen und das Ganze gut verkneten. Zuletzt ein wenig Sojadrink mit einkneten. (Der Teig sollte glatt und ein wenig feucht sein.)
- Den Teig 15 Minuten im Kühlschrank ruhen lassen.
- Den Teig auf einer nur leicht bemehlten Fläche etwa 5 mm dünn ausrollen. Mit einem leeren Glas (Durchmesser etwa 7 cm) runde Kekse ausstechen und auf ein mit Backpapier ausgelegtes Blech legen.
- Die Kekse bei 180 °C etwa 15 – 18 Minuten backen und auf einem Rost auskühlen lassen.

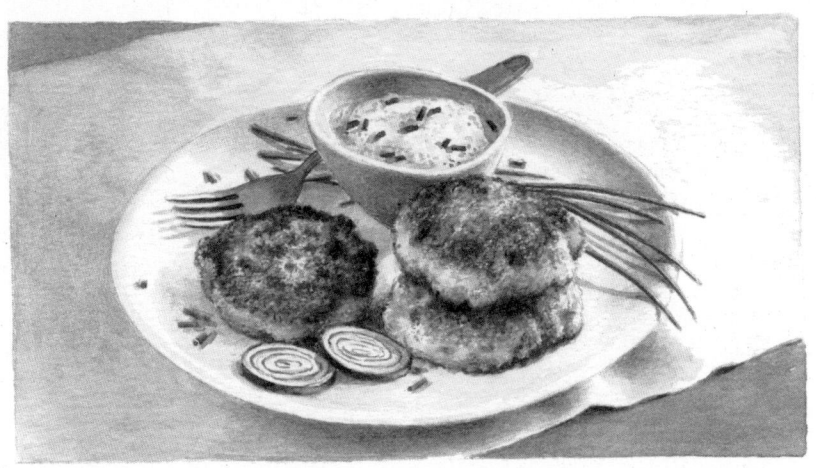

Nichts essen, was Augen hat!
Vegane Alternativen zu Fleisch und Fisch

Erst kürzlich erlebte ich es wieder: Eine neue Bekannte sagte zu mir: »Ich würde ja wirklich gern weniger Fleisch essen, aber ich mag einfach keinen Tofu.« Deshalb gleich zu Beginn dieses Kapitels die Entwarnung für alle, die mit Tofu auf Kriegsfuß stehen: Wer sich vegan ernährt, kann, muss aber keinen Tofu essen!

Vegan zu essen, bedeutet nämlich nicht, das Fleisch auf dem Teller durch Tofu zu ersetzen. Ja, Sie brauchen zeit Ihres Lebens kein Gramm Tofu zu sich zu nehmen und können sich trotzdem mit veganen Lebensmitteln mehr als abwechslungsreich, gesund und in jeder Hinsicht bedarfsdeckend versorgen. Durch das Weglassen von Eiern, Hähnchenbrust und Fischfilet entstehen keine Leerstellen auf dem Teller, die es krampfhaft mit »Ersatzprodukten« zu stopfen gilt. Im Gegenteil, die vegane Vollwertküche lässt die überkommene Dreifaltigkeit auf dem Essteller – Kartoffeln, Gemüse, Fleisch – weit hinter sich und wartet mit den tollsten und kreativsten Gerichten auf, die durch Abwechslung und eine vielseitige Bandbreite der Zutaten selbst anspruchsvollste Bedürfnisse befriedigen können. Das ist ja gerade das Wunderbare an der derzeitigen Beliebtheit der veganen Idee: Es hat sich eine eigenständige, rein pflanzliche Küche herausgebildet, die sich beileibe nicht auf das Kopieren herkömmlicher Fleischgerichte beschränkt.

Aus ernährungswissenschaftlicher Sicht sagen schließlich auch Claus Leitzmann und Markus Keller in ihrem Grundlagenwerk »Vegetarische Ernährung« klipp und klar: Bei der Umstellung »müssen Fleisch und Fisch nicht ersetzt werden, denn sie sind weder für die Nährstoffversorgung noch für die Förderung der Gesundheit erforderlich«.

Wir sind also völlig frei – einen Ersatzzwang gibt es nicht! Trotzdem lohnt es, sich einmal grundsätzlich mit den diversen Fleischalternativen auseinanderzusetzen. Manche können unter Umständen nämlich durchaus lecker und sehr nützlich sein. Zu Ihrer Beruhigung (und der meiner neuen Bekannten): Tofu ist nur eine von vielen Optionen, die uns heute erfreulicherweise zur Verfügung stehen. Und Tofu kann durchaus sehr schmackhaft zubereitet werden.

Fertige Ersatzprodukte

Von Cordon bleu über Mortadella, Gyros und Leberwurst bis hin zu Hühnchen-Nuggets und Leberkäs': In der Sparte der fertigen Fleischersatzprodukte gibt es heute eigentlich fast nichts mehr, was es nicht zu kaufen gibt. Besonders in der Anfangsphase können Sie es sich mit diesen Produkten angenehm leicht machen, wenn Ihnen der Verzicht auf den Geschmack von Wurst und Fleisch schwerfällt. Auf die typische Frage: »Was kannst du denn jetzt überhaupt noch essen?«, können Sie lächelnd ein veganes Cordon bleu aus der Pfanne zaubern – und das Erstaunliche ist, die meisten werden gar nicht merken, dass es kein Fleisch enthält. Im Gegenteil, ich habe auch schon einmal erlebt, dass darüber gefachsimpelt wurde, wie ungewöhnlich zart das Fleisch doch sei, woran sich die Frage anschloss: »Bei welchem Schlachter kaufst du?« Wie schön, wenn Sie dann sagen können: »Bei keinem – und dabei bleibt's!«

Auch wenn Sie mit Nichtveganern oder -veganerinnen zusammenleben, können diese Produkte praktisch sein. Sie können in den gewohnten Gerichten das Fleisch durch die veganen Varianten ersetzen, die anderen Familienmitglieder können entweder mit davon essen, ohne allzu sehr von ihren Gewohnheiten abweichen zu müssen, oder sich eine Extrawurst braten.

Dass die Fertigprodukte in Konsistenz und Geschmack den echten Fleischprodukten oft so erstaunlich ähnlich sind, liegt wohl vor allem daran, dass das Aroma von Wurst oder Frikadellen stark von den verwendeten Gewürzen abhängt und man diese natürlich auch für die Alternativprodukte verwenden kann. Erhältlich sind Fleischersatzprodukte in Reformhäusern, Naturkostläden und speziellen Versandhäusern, zunehmend aber auch in den Bioregalen normaler Supermärkte. (Hier bitte Vorsicht beim Einkaufen: Es gibt auch Produktlinien, die auf Milcheiweiß basieren, also nicht als vegan gelten können.) Viele Produkte sind mehrere Wochen haltbar, eignen sich also gut für die Vorratshaltung.

Für den Übergang ist es für viele beruhigend zu wissen, dass es für ein Fleischgericht, ohne das zu leben ihnen nicht möglich erscheint, eine vegane Alternative gibt: Sie brauchen den alten Ast nicht loszulassen, bevor sie den neuen nicht schon fest in der Hand halten. Oft geht es nur um einige wenige Lieblingsgerichte, auf die sie nicht verzichten wollen. Doch selbst eingefleischten Liebhaberinnen und Liebhabern von etwas so Ultra-Fleischigem wie frischem Zwiebelmett kann ich versichern: Es gibt eine vegane Alternative, die verblüffend ähnlich schmecken soll. Die Erfahrung zeigt jedoch, dass es vielen veganen »Neulingen« nach einer Weile gar nicht mehr so angenehm ist, dass der Fleischersatz so »fleischig« schmeckt. Sie sind gar nicht mehr so wild darauf und finden die Vorstellung irgendwann vielleicht sogar unangenehm. Und so verliert der Geschmack traditioneller Fleischgerichte ganz von selbst an Anziehungskraft. Dafür wächst die Lust, sich neue Genüsse zu erschließen und den Geschmacksknospen die ganze Vielfalt pflanzlicher Essensfreuden zu bieten. Ich kann Ihnen versprechen: Hinter dieser Tür gibt es unendlich viel zu entdecken!

Langfristig sollten Sie sich ohnehin nicht allzu sehr auf Fertigprodukte versteifen, da sie zwar allesamt durchaus Alternativen zum Fleisch, aber auch stark verarbeitet sind. Oft sind sie aus einer undurchschaubaren Menge von Inhaltsstoffen zusammengemixt und können folglich selbst beim besten Willen nicht als vollwertige Lebensmittel gelten.

Die bessere Methode besteht darin, all diese Dinge nicht fertig zu kaufen, sondern aus frischen, unverarbeiteten Zutaten selbst zu machen. Dann müssen wir sie auch nicht mehr als »Fleischersatz« auffassen, sondern können sie als leckere, pflanzliche »Fleischalternativen« begreifen. Wie das geht, erfahren Sie in diesem Kapitel.

Ist vegan nicht furchtbar teuer?

Ein angenehmer Nebeneffekt: Selbst gemacht, sind vegane Alternativen so gut wie immer deutlich preiswerter. Die wichtigsten pflanzlichen »Rohstoffe« kosten nicht die Welt. Diese Tatsache festzuhalten ist sehr wichtig, denn immer wieder werde ich gefragt: »Aber es ist doch sehr teuer, sich vegan zu ernähren, oder?«

Diese Frage kann ich guten Gewissens verneinen. Genau das Gegenteil ist der Fall. Die Zutaten, die in der veganen Küche satt machen, also vor allem Getreide und Hülsenfrüchte, sind in der Regel viel preiswerter als Fleisch und Fisch. Und daraus lässt sich, zusammen mit frischem Obst und Gemüse, schon jede Menge zaubern.

Wie in jeder Küche können Sie natürlich auch hier im Luxus schwelgen – und das werden wir bei den vorgestellten Gerichten auch immer einmal wieder genüsslich tun. Die Feinjustierung des Luxus-Pegelstands liegt wirklich ganz bei Ihnen selbst. Auch mit geringem bis mäßigem finanziellen Einsatz lässt sich vegan schön und opulent speisen. Bei besonderen Anlässen und wenn es etwas Schönes zu feiern gibt, kann es dann gern etwas aufwendiger sein und wir können zu ausgefallenen und etwas teureren Zutaten greifen. Die vegane Alltagsküche selbst aber ist preiswert. Und sie ist unkompliziert. Sie brauchen kein Starkoch und keine Starköchin zu sein, um aus pflanzlichen Lebensmitteln leckere Speisen zuzubereiten. Alles, was Sie brauchen, ist eine gesunde Portion Neugier und die Bereitschaft, sich auf Neues einzulassen.

Gutes aus Soja

Zuerst auch hier wieder eine Entwarnung: Unermüdlich machen im Internet und anderswo Gerüchte von vermeintlich negativen Auswirkungen des Sojaverzehrs die Runde. Dabei wird vor allem auf die in der Sojabohne enthaltenen Phytoöstrogene, eine Gruppe der sekundären Pflanzenstoffe, verwiesen. Mal heißt es, Soja hätte einen negativen Einfluss auf die Schilddrüse, mal wird eine Begünstigung von Brustkrebserkrankungen vorausgesagt, dann wieder soll Soja für ein höheres Demenzrisiko verantwortlich sein. Zum Beweis wird auf verschiedene Studien verwiesen. Der Ernährungswissenschaftler Markus Keller vom Institut für alternative und nachhaltige Ernährung ist diesen Behauptungen einmal auf den

Grund gegangen und hat die vermeintlichen Beweise geprüft. Dabei stellte sich heraus, dass sich die fraglichen Thesen nicht ausreichend belegen lassen und meist auf unzulässigen Schlussfolgerungen beruhten. Keller kommt zu dem Schluss: »Nach derzeitigem Stand der Wissenschaft hat der moderate Konsum von Sojaprodukten mehr positive als mögliche negative Gesundheitswirkungen.« Moderat heißt, dass wir natürlich nicht gerade von morgens bis abends Sojabohnen essen sollten, was wir ja auch gar nicht vorhaben. Betrachten wir Soja also einfach als eine von vielen Hülsenfrüchten, die unseren veganen Speiseplan bereichern.

Bitte gentechnikfrei und ökologisch unbedenklich

An Soja wird manchmal auch kritisiert, dass bisher nur ein Teil der hier verzehrten Sojabohnen aus einheimischer Produktion stammt. Von der in den deutschsprachigen Raum importierten Sojamenge wird jedoch nur ein kleiner Anteil für die menschliche Ernährung verwendet. Der allergrößte Teil, der auch für die Rodung des Regenwaldes in Argentinien und Brasilien verantwortlich ist, geht ins Tierfutter. Der Anbau transgener (gentechnisch veränderter) Sojabohnen ist vor allem in Nord- und Südamerika verbreitet.

Verbraucherinnen und Verbraucher haben aber die Möglichkeit, gentechnikfreie Produkte auszuwählen. Denn es werden durchaus auch in anderen Ländern Sojabohnen angebaut – in kontrolliert biologischer Qualität und ohne Genmanipulation. Und auch hierzulande werden bereits auf einigen Flächen Bio-Sojabohnen garantiert gentechnikfrei angebaut. Sehr positiv ist in diesem Zusammenhang das Forschungsprojekt der Landeszuchtanstalt an der Universität Hohenheim zu werten: Ohne Gentechnik sollen Sojabohnen durch Züchtung an mitteleuropäische Wetterverhältnisse angepasst werden. Das Ziel besteht darin, die einheimische Produktion zu steigern und den Sojaanbau hierzulande weiter zu fördern.

Dank dieses erfreulichen Rückenwinds können wir uns nun also ganz unvoreingenommen anschauen, was sich aus den Sojabohnen alles machen lässt. Getrocknet können Sie sie aus kontrolliert biologischem und gentechnikfreiem Anbau kaufen. Ich kenne aber auch Hobbygärtner und -gärtnerinnen, die sie im Garten selbst anbauen. Und natürlich brauchen wir sie nicht unbedingt für die Herstellung von Fleischalternativen zu nutzen, sondern können sie auch einfach so als besonders nahrhafte Hülsenfrüchte zum Beispiel in einem Eintopf verwenden.

Tofu

Tofu ist in Asien schon seit vielen Jahrhunderten im Einsatz, in der westlichen Welt allerdings erst seit der Mitte des letzten Jahrhunderts bekannt. Er wird auch als »Sojaquark« bezeichnet, was durchaus einleuchtet, denn tatsächlich wird er ganz ähnlich wie herkömmlicher Quark oder Frischkäse hergestellt. Ausgangsprodukt ist hier jedoch nicht die Kuh-, Schafs- oder Ziegenmilch, sondern die sogenannte »Sojamilch« (lebensmittelrechtlich korrekt: Sojadrink), deren »Do-it-yourself«-Herstellung aus Wasser und Sojabohnen ich Ihnen im nächsten Kapitel über Alternativen zur Kuhmilch noch erklären werde. Der Sojadrink wird mit einem natürlichen Gerinnungsmittel versetzt, sodass sich das Sojaeiweiß absetzt. Aus diesem Eiweiß wird ein großer Teil der restlichen Flüssigkeit herausgepresst, bis die gewünschte Festigkeit erreicht ist. (Dies geschieht meist in sogenannten »Presskästen«, daher die viereckige Form.)

Tofu selbst zu machen, ist ganz einfach und spart viel Geld. Außer getrockneten Sojabohnen und etwas Nigari (oder notfalls einer Zitrone) als Gerinnungsmittel ist dafür nichts weiter nötig (siehe Seite 74).

Tofu ist fast geschmacksneutral, vergleichbar mit dem aus Kuhmilch gemachten Mozzarella. In weicherer oder festerer Konsistenz ist er, in Wasser eingelegt, in Bioläden, Reformhäusern und inzwischen auch in vielen Supermärkten erhältlich. Er gehört mit zu den beliebtesten und vielseitigsten Lebensmitteln der veganen Küche.

Ein vermeintlicher Nachteil des Tofus erweist sich in der Küchenpraxis als enormer Vorteil: Gerade weil er so wenig Eigengeschmack hat, ist er äußerst anpassungsfähig. Als kulinarisches Chamäleon lässt er sich sowohl für süße als auch für herzhafte Gerichte verwenden. In jedem Fall sollte man ihn kräftig würzen oder marinieren. Vor dem Marinieren sollte auch gekaufter Tofu gut abtropfen und anschließend noch einmal ausgedrückt und trockengetupft werden, damit er die Marinade gut aufsaugen kann. Als sehr gute Alltagsmarinade hat sich Sojasauce mit einigen Spritzern flüssigem Raucharoma erwiesen. Hat man, so wie ich, immer eine Ration in Scheiben geschnittenen und marinierten Tofu im Kühlschrank, lässt er sich jederzeit mitbraten, zerdrückt in ein Gericht einrühren oder auch einfach mal mit ein paar frischen Salatblättern auf einem Sandwich genießen. Andere bewährte Marinaden sind würzige Tomaten- oder Chilisaucen oder nach persönlichen Vorlieben selbst zusammengerührte Mischungen aus Olivenöl, Salz, Pfeffer und anderen Gewürzen und Kräutern wie Rosmarin, Basilikum oder Bärlauch. Sehr interessant sind auch fruchtige Marinaden mit Zitronen- und Orangensaft sowie frischem Ingwer.

Das Chamäleon in der Küche

Ohnehin sind unserer Fantasie bei der Zubereitung dieses »Rohprodukts« keine Grenzen gesetzt: Tofu kann, in Scheiben geschnitten, gebraten oder in würzigen Saucen mitgegart werden. Süß oder herzhaft mariniert und gewürzt, nimmt er die unterschiedlichsten Geschmacksrichtungen an. Für deftige Gerichte, aber auch einfach so als Brotbelag bestens geeignet ist Räuchertofu, den es fertig zu kaufen gibt. Darüber hinaus werden zahlreiche köstliche Tofuspezialitäten wie Basilikumtofu, Mandeltofu oder Tofu mit getrockneten Tomaten fertig angeboten. Erfreulicherweise gibt es ein wachsendes Angebot an Tofu aus Sojabohnen, die in Deutschland, Österreich oder im Elsass kontrolliert biologisch und gentechnikfrei angebaut werden.

Eine echte Entdeckung für die feine Küche ist der aus der japanischen Tradition stammende Seidentofu. (Sein Name kommt daher, dass er ursprünglich in Seidentücher abgegossen und nur wenig abgetropft wurde.) Sein Geschmack ist so zart und seine Konsistenz so glatt und weich, dass man – auch für noch nicht sojagewöhnte Gaumen – die schönsten Cremes und Süßspeisen daraus herstellen kann. Unter den Rezepten zu diesem Kapitel finden Sie einen Bananenpie mit Seidentofucreme, der nach meiner Erfahrung überall auf reißenden Absatz stößt.

Zur veganen Ernährung kann der Tofu einen wertvollen Beitrag leisten, denn er ist ein wahres Nährstoffpaket. Tatsächlich liefert er hochwertiges Eiweiß und andere wichtige Nährstoffe wie Kalium, Magnesium, Eisen und Folsäure. Tofu ist frei von Cholesterin und arm an Fett und Kalorien. Auf jeden Fall ist er deshalb ganz sicher immer wieder einmal einen Versuch wert!

Tofu selbst herstellen

Sie brauchen 1 l Sojadrink (natur) und 1 TL Gerinnungsmittel, zum Beispiel Nigari (Magnesiumchlorid) oder auch einfach Zitronensaft oder Essig.

Den Sojadrink bis kurz vor den Siedepunkt erhitzen und vom Herd nehmen. Gerinnungsmittel in etwas Wasser auflösen und langsam einrühren, bis der Sojadrink deutlich ausflockt. Dem Gerinnungsvorgang noch ein wenig Zeit geben, bis er deutlich abgeschlossen ist. Anschließend ein großes Sieb mit einem sauberen Baumwoll- oder Leinentuch auslegen, die geronnene Masse hineingießen und die Flüssigkeit ablaufen lassen. (Bloß nicht wegschütten – viele schwören auf sie als Dünger im Blumengießwasser!)

Das Tuch oben zusammenklappen und in dem Sieb mit einem geeigneten Gegenstand (zum Beispiel einem vollen Gurkenglas) beschweren, sodass noch weitere Flüssigkeit ausgepresst wird und abfließen kann. (Wer in eine viereckige Frischhaltedose von unten Löcher bohrt, das Tuch mit der Tofumasse hineingibt und mit einem passenden Gegenstand beschwert, kann einen Tofuquader herstellen. Auch eine runde, an Weichkäse erinnernde Form ist mithilfe eines Lochbehälters natürlich möglich.)

Nach etwa 30 Minuten die Konsistenz prüfen und eventuell noch weiterauspressen. Hat der Tofu die gewünschte Festigkeit erreicht, in Eiswasser tauchen und gründlich abkühlen lassen. Soll er nicht gleich verwendet werden, stellen Sie ihn in dem Wasser in den Kühlschrank, damit er nicht austrocknet. Wird das Wasser immer wieder einmal erneuert, ist Tofu so eine gute Woche haltbar.

Tempeh

Tempeh ist eine uralte, schon vor Jahrtausenden auf der Insel Java erfundene, fermentierte Sojazubereitung, die bis heute in Indonesien sehr beliebt und weit verbreitet ist. Bei der Herstellung von Tempeh werden ganze, gekochte Sojabohnen mit genießbaren Edelschimmel-Pilzkulturen *(Rhizopus oligosporus)* »geimpft« und in einer Wärmekammer gereift. Das dabei entstehende feine, weiße Pilzgeflecht, das aus dem Tempeh eine schnittfeste Masse macht, erinnert an Camembert. Der hefeähnliche Geschmack ist für manche westliche Gaumen zunächst etwas gewöhnungsbedürftig. In Würfel geschnitten und – pur oder leicht frittiert –

scharf angebraten, kann er jedoch Gemüsepfannen, aber auch Salaten eine angenehm würzige Note geben. Zudem lässt sich Tempeh gut backen oder dämpfen. Im Kühlschrank aufbewahrt, hält er sich etwa eine Woche.

Tempeh ist aufgrund des Fermentationsprozesses gut verdaulich und darüber hinaus supergesund. Er ist reich an wertvollem Eiweiß, mehrfach ungesättigten Fettsäuren und wichtigen Vitaminen wie B_2 und B_6. Probieren Sie selbst, ob Sie sich mit dem etwas fremdartigen Geschmack anfreunden können.

»Sojafleisch«

»Sojafleisch« aus dem Reformhaus oder Naturkostladen ist ein typisch westliches Sojaprodukt. In der Fachsprache wird es denn auch mit dem Wortungetüm »Texturiertes vegetabiles Protein« (TVP) bezeichnet. Es handelt sich um isolierte Sojaproteine, die in einem komplizierten, industriellen Herstellungsverfahren bei bis zu 200 °C durch Düsen gepresst werden, um sie zu einer fleischähnlichen Faserstruktur zu verspinnen und sie anschließend zu Bröckchen unterschiedlicher Größe zu formen. TVP kommt meist als getrocknete Fleischalternative zur Anwendung (daher manchmal auch die Bezeichnung »Sojafleisch«). TVP findet man pur (dann muss es vor Gebrauch eingeweicht werden) oder in Fertigprodukten als regelrechten Fleischersatz, zum Beispiel in Nudelsaucen oder Sojawürstchen. Wegen des hohen Verarbeitungsgrads passen TVP-Produkte nicht so recht in eine auf möglichst Frisches und Ursprüngliches ausgerichtete Vollwertkost. Hin und wieder eingesetzt, können sie in der veganen Küche jedoch durchaus einen Platz haben. In Sojasauce und Wasser oder Gemüsebrühe eingeweicht, kann fein krümeliges Sojafleisch wie Hackfleisch für Füllungen und Bratlinge verwendet werden. Etwas größere Bröckchen bereichern Gemüsepfannen oder werden wie Geschnetzeltes angebraten und mit leckeren Saucen verfeinert. Noch größer geformtes Sojafleisch eignet sich für Gulasch, Medaillons oder Sojasteaks. Bei den Rezepten zu diesem Kapitel finden Sie zum Beispiel eine aus Sojagranulat zubereitete Nudelsauce »Veganese« für Einsteiger in die vegane Küche.

Weil sich das Volumen beim Einweichen stark vergrößert, ist TVP ergiebig und preiswert. Auf der Negativseite schlägt aber zu Buche, dass aus nicht heimischen Sojabohnen hergestelltes TVP langer Transportwege bedarf. Auch der intensive technische Aufwand bei der Produktion drückt auf die Energiebilanz. Als Produkt mit hohem Verarbeitungsgrad enthält es außerdem häufig Zusatzstoffe. Beim Einkauf deshalb unbedingt darauf achten, dass das erworbene Produkt aus Bioproduktion stammt.

Gutes aus Weizen

Durch das Trennen (Auswaschen) von Kleie und Stärke vom Eiweiß des Vollweizens gewinnt man Seitan, der hauptsächlich aus Gluten (Weizeneiweiß) besteht. (Menschen mit Glutenunverträglichkeit dürfen ihn deshalb leider nicht essen!)

Vermutet wird, dass Seitan von chinesischen und japanischen Zen-Buddhisten entwickelt wurde. Von allen natürlich hergestellten Fleischalternativen kommt er mit seiner Bissfestigkeit der Textur von Fleisch am nächsten und er lässt sich hervorragend braten und grillen oder auf andere Weise in der veganen Küche schnell und vielseitig zubereiten. Besonders als Geschnetzeltes macht er sich hervorragend. In dünne Scheiben geschnitten und mit Gyros-Gewürz scharf in der Pfanne angebraten, ergibt er sogar ein würziges Pfannengyros, das sich mit Rot- und Weißkohl, Gurken, Tomaten, Zwiebeln und veganem Zaziki gut in ein tief eingeschnittenes Fladenbrot-Viertel füllen lässt. Einen festlichen Seitanbraten erhält man, indem man gleich bei der Herstellung ein entsprechend großes Stück Seitan formt, dies wiederholt mit Öl und Gewürzen einstreicht und in einem Bräter im Ofen gart. Man kann Seitan aber auch in einem kräftigen Mixer zu kleinen Teilen verarbeiten und mit fein gehacktem Gemüse, Haferflocken und Weizenkeimen zu einem »Hackbraten« formen. Es darf also eifrig experimentiert werden.

In der kommerziellen Produktion veganer und vegetarischer Fertigprodukte dient er als Basis für Würste, Schnitzel und Steaks. Auch in Form von Seitan-Aufschnitt oder -Braten sorgt er für einen herzhaften Geschmack.

Seitan enthält viel pflanzliches Eiweiß. Da er aus Getreide gemacht wird, mangelt es ihm allerdings an der essentiellen Aminosäure Lysin. Kombinieren Sie ihn deshalb am besten mit Hülsenfrüchten oder aus Hülsenfrüchten hergestellten Lebensmitteln wie Tofu, die von Natur aus lysinreich sind. Seitan ist cholesterinfrei, fettarm und gut verdaulich. Er wird wahlweise vakuumverpackt als Stück oder in Sojasoße eingelegt im Glas

Seitan selbst herstellen

Sie brauchen 1 kg weißes Mehl (Type 405) und etwa 550 ml Wasser, um den rohen Seitan zusammenzukneten. Außerdem 1 Zwiebel, 1 Möhre, 1 Stück Sellerie, 2 Knoblauchzehen und etwa 750 ml Gemüsebrühe, um den Seitan darin zu garen. (Jede andere Kombination, auch mit Kräutern und Gewürzen, ist hier möglich, um den Seitan den eigenen Geschmacksvorlieben und der späteren Verwendung anzupassen.)

Das Mehl in eine große Schüssel geben und das Wasser angießen. Nun beherzt mit beiden Händen Mehl und Wasser zu einer schönen, festen Kugel zusammenkneten. (Dabei lieber noch ein bisschen weiterkneten, als zu früh aufgeben, denn zwischen Wasser und Mehl soll eine möglichst enge Verbindung entstehen.) Die Kugel in die Mitte der Schüssel legen, vollständig mit kaltem Wasser bedecken und 30 Minuten ruhen lassen. Anschließend den Teig noch einmal kneten, und zwar im Wasser, das dabei milchig weiß werden soll. Dieses Wasser vorsichtig abgießen und durch neues kaltes Wasser ersetzen. Den Vorgang so lange wiederholen, bis das Wasser nicht mehr milchig wird, sondern wässrig bleibt. Der Teig soll zäh, fast gummiartig sein. Er kann jetzt bereits in die gewünschte Form, zum Beispiel dicke Scheiben, geschnitten, aber auch als Ganzes weiterverarbeitet und später zerkleinert werden. (Kleiner Tipp am Rande: Dieser rohe Seitan schmeckt sehr lecker in dünnen Scheiben kräftig angebraten und in Tamari-Sojasauce eingetunkt!)

In einem Kochtopf Brühe mit Zwiebel, Möhre, Sellerie und Knoblauch zum Kochen bringen und den rohen Seitan hineinlegen. Etwa 20 Minuten in der Brühe kochen, durch ein Sieb abgießen, abkühlen lassen und gut auspressen.

angeboten, lässt sich aber aus Bio-Weizenmehl auch sehr gut und kostengünstig selbst herstellen (siehe Beschreibung auf dieser Seite).

Bratlinge

»Frikadellen« (im Nordosten Deutschlands auch »Buletten« genannt) sind feste Bestandteile der herkömmlichen Hausmannskost. Als »Bratlinge« machten sie in der Vollwertküche Karriere. Inzwischen gibt es unzählige vegane Varianten, für die wir allerdings nicht auf fertige Trockenmischungen aus der Packung zurückgreifen müssen. Aus den verschiedensten

Getreide- und Gemüsesorten können wir sie selbst zusammenkneten und in der Pfanne brutzeln.

Wer altbewährte vegetarische Rezepte verwenden und »veganisieren« – also das obligatorische Ei durch einen veganen »Klebstoff« ersetzen – will, kann sich für eine der im nächsten Kapitel aufgeführten Ei-Alternativen entscheiden. Oft wird aber auch das Ei viel weniger dringend benötigt, als viele denken. Enthält die gewählte Mischung genügend feuchte Zutaten und wird sie richtig gut durchgeknetet und in eine haftfähige Konsistenz gebracht, hält sie meist auch so zusammen.

Wichtig ist, die einzelnen Bratlinge zwischen beiden Handflächen gut zusammenzudrücken und zu formen. Als pflanzliche »Bindemittel« haben sich Paniermehl, Stärkemehl, Sojamehl und Haferflocken bewährt. Geben Sie beim Mischen nach und nach immer mehr davon hinzu, bis nichts mehr bröselt oder auseinanderfällt.

Bei den Getreiden ist der Grünkern der absolute Bratlingsklassiker. Mit seiner rauchigen Würze und festen Konsistenz kann er fast schon als eigenständige Fleischalternative durchgehen, besonders wenn er nicht zu fein geschrotet und gut aufgequollen ist.

Auch grob geschroteter Weizen eignet sich gut. Wichtig ist, den Getreideschrot mit Gemüsebrühe, Lorbeerblatt, Pimentkörnern und anderen Gewürzen aufzukochen, auf der ausgeschalteten Herdplatte 15 Minuten ausquellen und anschließend ausgiebig abkühlen zu lassen, denn die bindende Wirkung des Klebereiweißes braucht eine Weile, bis sie sich entfaltet hat.

Vegane Bratlinge stelle ich am liebsten aus gegarten und pürierten Hülsenfrüchten wie Kichererbsen, Kidneybohnen oder schwarzen Bohnen her. Die so entstandene Paste lässt sich je nach gewünschter Geschmacksrichtung sehr gut abschmecken und mit etwas Kichererbsenmehl oder fein zerkrümeltem Toastbrot fest zusammenbinden. In den Rezepten zu diesem Kapitel finden Sie meine »Hackbällchen« aus schwarzen Bohnen als Bestandteil einer würzigen Taco-Füllung. *Hmmm ... Das sind derzeit meine Lieblingsbratlinge!*

Brotaufstriche

Pflanzliche Brotaufstriche waren frühen Vegetarierinnen und Vegetariern schon lange bekannt. In Großbritannien wird die aus Hefeextrakt hergestellte »Marmite«-Paste seit 1902 industriell gefertigt und ist dort fast so etwas wie ein Nationalheiligtum. In Zeiten der Not wurden aus Bierhefe gefertigte Aufstriche dann auch im restlichen Europa einem breiteren Publikum bekannt, zum Beispiel im Zweiten Weltkrieg in Form einer von den Chemikern Claude Blancpain und Dr. Erwin Haag erfundenen herzhaften Paste aus Bierhefe mit zahlreichen würzenden Beigaben wie Nüssen und diversen Gewürzen. Bis heute gibt es solche Hefepasten zu kaufen. Darüber hinaus hat sich auf dem Markt gerade auf diesem Gebiet unglaublich viel getan.

In den letzten Jahren scheint die Auswahl an fertigen veganen Aufstrichen und Pasteten aus Getreide, Hefe, Gemüse, Tofu, Kichererbsen, Linsen und anderen leckeren Zutaten geradezu explodiert zu sein. Nicht nur in Reformhäusern und Naturkostläden, sondern auch in Supermärkten und Drogerien stehen die unterschiedlichsten Mischungen mit teilweise sehr fantasievollen Namen in den Regalen. Experimentieren und vergleichen Sie in aller Ruhe, bis Sie Ihre Lieblingsaufstriche gefunden haben. Manchmal dauert das seine Zeit. Und verfeinern Sie mit besonders würzigen Aufstrichen ruhig auch einmal versuchsweise Suppen und Saucen.

Weil manche konventionelle Hersteller durchaus auch Hühnereiweiß als Bindemittel verwenden, sind nicht alle fertig zu kaufenden Brotaufstriche rein pflanzlich, die Zutatenliste sollte deshalb aufmerksam studiert werden. Weil Hefeextrakt natürliches Glutamat enthält, sollten Menschen mit Glutamat-Unverträglichkeit hier zusätzlich vorsichtig sein. Fertige Brotaufstriche enthalten außerdem oft mehr Fett und Kalorien, als man denkt, und sind dann leider oft nicht leichter als Streichwurst oder Käse.

Zum Glück lassen sich süße ebenso wie herzhafte Brotaufstriche aber auch sehr gut selbst herstellen. Der große Vorteil: Wir wissen dann ganz genau, was drin ist!

Als Basis können Tofu, zerdrückte Avocado, pürierte Hülsenfrüchte, gekochtes Getreide und Gemüse – oder im süßen Bereich Nussmuse, eingeweichte und pürierte Datteln oder andere Trockenfrüchte – dienen. Dem Einsatz von Kräutern und Gewürzen sind dabei keine Grenzen gesetzt.

Das schmeckt nach Meer

Zum Schluss noch ein Tipp für alle, die in der Vergangenheit gern Fisch gegessen haben und in der veganen Küche den Geschmack nach Meer vermissen. Auch ihnen kann geholfen werden, und zwar mit Meeresalgen, die zum Beispiel in Japan und in einigen europäischen Ländern wie Frankreich und Großbritannien eine lange Tradition in der Küche haben.

Frisch oder in getrockneter Form, eignen sich Algen sehr gut als Beigabe zu Suppen, Salaten, Eintöpfen und Gemüsegerichten. Sie sind nicht nur schmackhaft, sondern auch gesund, denn sie liefern reichlich Vitamine, Mineralstoffe und bioaktive Substanzen.

Dass sie viel Jod enthalten, macht sie in einem Jodmangelgebiet wie Deutschland besonders interessant. Weil der Jodgehalt je nach Algenart jedoch enorm schwanken kann, sollte das Meeresgemüse nicht allzu oft auf dem Speiseplan stehen. (Bei Schilddrüsenproblemen – wie bei jeder Jodzufuhr – ärztlich beraten lassen!)

Bei stark jodhaltigen Braunalgen wie Hijiki und Kombu sollte man verstärkte Vorsicht walten lassen. Die wegen ihres milden Aromas bei »Algen-Anfängern« besonders beliebte Nori-Alge hat einen relativ geringen Jodgehalt, eine Überdosierung ist deshalb unwahrscheinlich. Da es sie in Blattform getrocknet im Naturkosthandel zu kaufen gibt, ist ihre Handhabung auch ganz einfach. In den Rezepten zu diesem Kapitel finden Sie zwei Beispiele für ihre Verwendung: eine Paella und einen veganen »Heringssalat«.

Fazit mit Franz Kafka

Und damit beschließen wir unseren Bummel durch die Lebensmittelregale mit leckeren Alternativen zu Fleisch und Fisch. Ich hoffe, Ihre Neugier ist entfacht und Sie scheuen beim nächsten Einkauf nicht den Griff zu bisher vielleicht noch unbekannten Zutaten. Denken Sie daran: Sie tun es für einen guten Zweck. Es ist ein kleiner Schritt für Sie, aber ein riesiger Sprung für das Tierreich!

Dass dieser Schritt zu echtem Seelenfrieden führen kann, wusste schon Franz Kafka, der beim Anblick von Fischen in einem Aquarium notierte: »Nun kann ich euch in Frieden betrachten; ich esse euch nicht mehr.«

5 Rezepte, die Tierisches nicht vermissen lassen

Veganer »Heringssalat«

Eine schöne Überraschung für alle veganen Fans der Meere.

400 g Rote Beten (möglichst gleich große Knollen)
Salz
400 g Kartoffeln
1 Gemüsezwiebel
400 g fester Tofu
4 Gewürzgurken
2 nicht zu säuerliche Äpfel
1 Blatt Nori-Algen
150 g vegane Mayonnaise
150 g Sojajoghurt, ungesüßt
1 Schuss Gurkenwasser
1 EL Himbeer- oder Johannisbeersaft
Pfeffer
einige Zweige Dill

- Rote Beten sehr vorsichtig unter fließendem Wasser putzen und waschen, ohne die Knollen zu verletzen (damit sie nicht ausbluten und hartnäckige Flecke verursachen). Mit der Schale in reichlich Salzwasser kochen, bis sie gar sind (kann deutlich länger dauern als bei Kartoffeln – mit einem spitzen Messer testen, ob sie weich sind). Zum Abkühlen in kaltes Wasser geben, schälen und in nicht zu große Würfel schneiden.
- Kartoffeln in der Schale garen, abgießen und abkühlen lassen. Pellen und ebenfalls würfeln.
- Während Rote Beten und Kartoffeln garen, Zwiebel schälen, Tofu, Gewürzgurken, Äpfel und Zwiebel würfeln und in einer Salatschüssel mischen.
- Algen mit einer Küchenschere in feine Streifen schneiden und unterrühren.
- Mayonnaise mit Joghurt, Gurkenwasser und Saft verrühren, mit Salz und Pfeffer kräftig würzen und zu den anderen Zutaten in die Schüssel geben.
- Zuletzt gewürfelte Kartoffeln und Rote Beten unterheben und den fertigen Salat im Kühlschrank mehrere Stunden durchziehen lassen.
- Vor dem Servieren mit den Dillzweigen verzieren.

Hering ahoi!

Spaghetti Veganese

Der Klassiker unter den Nudelgerichten und mit einer »Veganese«-Sauce aus Sojagranulat und Gemüse umso beliebter. Servieren Sie dazu eine Parmesan-Alternative (siehe Seite 104), die sich gut über Nudeln und Sauce streuen lässt. Probieren Sie aber auch einmal statt des Sojagranulats weniger verarbeitete Zutaten wie rote Linsen als »Fleischersatz« und irgendwann werden Sie vielleicht sogar feststellen, dass dieser in der Tomatensauce sowieso entbehrlich ist.

120 g Sojagranulat
250 ml Wasser
750 g reife Tomaten
1 Knoblauchzehe
1 Gemüsezwiebel
½ kleine Sellerieknolle
2 kleine Möhren
2 EL Olivenöl
4 EL Tomatenmark
1 TL Oregano, getrocknet
1 TL Majoran, getrocknet
150 ml Gemüsebrühe
4 EL Sojasauce
500 g Vollkornspaghetti
Salz
Pfeffer
1 Prise Vollrohrzucker

- Sojagranulat mit dem Wasser aufkochen und 10 Minuten quellen lassen.
- Tomaten in eine hitzefeste Schüssel legen, kreuzweise einritzen und mit kochendem Wasser übergießen. Die Haut ablösen, die Stängelansätze herausschneiden, die Tomaten grob zerschneiden, mit einem Kartoffelstampfer gut zerdrücken und beiseite stellen.
- Knoblauchzehe schälen und zerdrücken. Zwiebel und Sellerie schälen, Möhren putzen und das Gemüse in möglichst kleine Würfel schneiden. In einem Topf mit 1 EL Olivenöl bei mittlerer Hitze andünsten, bis die Zwiebelstückchen glasig werden. Tomatenmark und Kräuter zugeben und einige Minuten mitdünsten lassen. Mit der Gemüsebrühe ablöschen und beiseite stellen.

- Sojagranulat abgießen, gut abtropfen lassen und in einer Pfanne mit 1 EL Olivenöl scharf anbraten, bis es gut gebräunt ist.
- Den Topf mit der Gemüsemischung erneut erhitzen, gebratenes Sojahack, die geschälten und zerdrückten Tomaten sowie die Sojasauce einrühren und leise köcheln lassen.
- Währenddessen Spaghetti nach der Packungsangabe in reichlich Salzwasser bissfest garen und abgießen. Zuletzt die Sauce mit Salz, Pfeffer und einer Prise Zucker abschmecken und mit einer Parmesan-Alternative aus dem nächsten Kapitel zu den Spaghetti servieren.

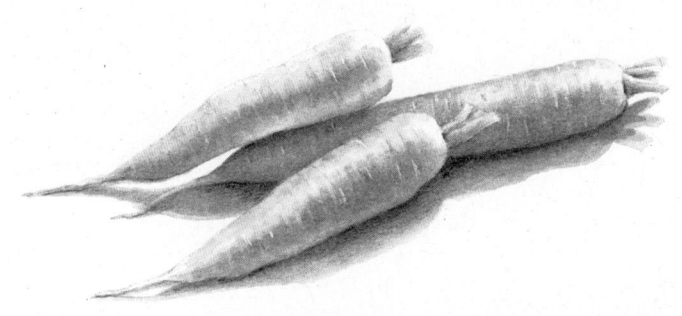

Tacos mit Hackbällchen »Schwarze Bohne«

Tacos sind eine leckere mexikanische Spezialität, die sich ganz fix zubereiten lässt, zumal wir die Bohnenbällchen auch sehr gut von langer Hand vorbereiten und bei Bedarf wieder aufwärmen können. Bällchen, frischer Salat und Tomaten harmonieren sehr gut mit den aus getrockneten Maistortillas vorgeformten Taco-Schalen.

In lockerer Runde können Sie auch einfach alle vorbereiteten Zutaten in die Mitte des Tisches stellen, sodass jede und jeder sich seine Tacos selbst »zusammenbasteln« kann.

Für die Tacos:
2 große Fleischtomaten
¼ Eisbergsalat
8 EL Tomatenketchup
Kreuzkümmel, gemahlen
Tabascosauce
8 feste Taco-Schalen

Für die Bällchen:
200 g grobe Haferflocken
1 EL Leinsamen
425 g schwarze Bohnen, gekocht
1 TL Salz
1 TL Paprikapulver
1 TL Knoblauchpulver
1 TL Zwiebelpulver
Öl zum Braten
Semmelbrösel zum Panieren

- Für die **Tacos** den Ofen auf 180 °C vorheizen.
- Tomaten in kleine Würfel und Salat in feine Streifen schneiden und beides in separaten Schüsseln bereitstellen.
- Ketchup mit Kreuzkümmel und Tabascosauce pikant abschmecken und ebenfalls bereitstellen.
- Für die **Bällchen** die Hälfte der Haferflocken mit dem Leinsamen im Mixer oder in einer elektrischen Kaffeemühle zu einem groben Mehl vermahlen und in eine Schüssel geben.

- Gekochte Bohnen abgießen und gründlich abspülen. Mit 50 ml Wasser in einen Mixer geben und zu einem geschmeidigen Brei pürieren. (Bei Bedarf etwas mehr Wasser hinzufügen.)
- Bohnenbrei zu den gemahlenen Haferflocken mit Leinsamen geben. Grobe Haferflocken zugeben, mit Salz, Paprika, Knoblauch- und Zwiebelpulver gut vermischen und zum Andicken 10 – 15 Minuten stehen lassen.
- Öl in einer Pfanne erhitzen. Semmelbrösel auf einen Teller geben. Mit nassen Händen aus der Bohnenmasse 16 Bällchen formen, in den Semmelbröseln wälzen und in reichlich Öl rundherum kräftig braten und bräunen.
- Taco-Schalen wenige Minuten im vorgeheizten Ofen aufwärmen. (Bitte Angaben auf der Packung beachten.)
- Schalen zuerst mit Bällchen, dann mit Salatstreifen und schließlich mit Tomatenwürfeln füllen. Zuletzt mit der Sauce beträufeln und – zum Beispiel in einer länglichen Schale nebeneinandergestellt – sofort servieren.

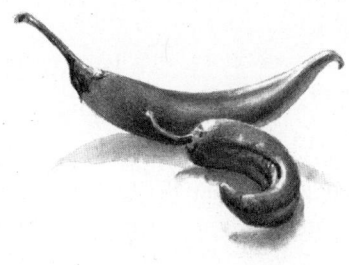

Paella

Bei dieser veganen Version der spanischen Nationalspeise werden die würzigen Komponenten von Seitan und Nori-Algen würdig repräsentiert.

½ Blatt Nori-Algen
900 ml sehr kräftige Gemüsebrühe
1 unbehandelte Zitrone
1 rote Paprikaschote
50 g Austernpilze
2 Artischockenherzen (aus dem Glas)
2 Knoblauchzehen
2 EL Olivenöl
Salz
schwarzer Pfeffer
200 g Seitan
4 Lorbeerblätter
1 TL Safran
1 TL Kurkuma, gemahlen
250 g Arborio-Reis (Risottoreis)
je 4 EL buntes Gemüse, z. B. Brokkoliröschen, grüne Bohnen, Zuckererbsen,
*   Maiskörner (gute Resteverwertung!)*
4 getrocknete Tomaten in Öl (mit dem Öl verwenden)
je 4 schwarze und grüne Oliven, entsteint

- Algenblatt in 600 ml Gemüsebrühe einweichen.
- Zitrone heiß abwaschen, der Länge nach in dicke Spalten schneiden und Kerne entfernen. Eine große, flache Pfanne mit einer Zitronenspalte ausreiben. Restliche Spalten beiseite legen.
- Paprika entkernen, in Streifen schneiden. Austernpilze putzen und in große Stücke schneiden (Hüte möglichst im Ganzen erhalten), Artischockenherzen halbieren.
- Knoblauchzehen schälen. Olivenöl in die Pfanne geben und erhitzen. Eine Knoblauchzehe hineinpressen.
- Paprikastreifen, Pilzstücke und Artischockenherzen im Öl scharf anbraten, mit Salz und Pfeffer würzen, herausnehmen und beiseite stellen. (Am Ende wird das Gemüse dann dekorativ auf der Paella verteilt.)
- Seitan würfeln, kräftig anbraten und mit Salz und Pfeffer würzen.

- Algenblatt aus der Brühe nehmen, zerkleinern und mit der Einweichbrühe und den Lorbeerblättern in die Pfanne geben. Die zweite Knoblauchzehe einmal teilen und mit Safran und Kurkuma in die Flüssigkeit rühren.
- Reis zugeben (über Kreuz einstreuen), köcheln lassen und gelegentlich umrühren. Währenddessen das bunte Gemüse grob zerteilen und in die Flüssigkeit geben.
- Die getrockneten Tomaten in Stücke schneiden und mit einem guten Schuss von dem Öl unterrühren.
- Während die Flüssigkeit allmählich verkocht, das Gemüse beim Rühren nach oben holen, sodass es auf dem Reis zu liegen kommt. Am Ende aber nicht mehr rühren.
- Die Hitze herunterstellen und zwischendurch immer wieder mal probieren, ob der Reis und das Gemüse gar sind.
- Mit dem Kochlöffel vorsichtig den Pfannenboden prüfen, ob sich schon eine Kruste bildet. Von der restlichen Brühe so viel zugießen, wie nötig ist, um den Reis zu garen. (Eine goldbraune Kruste am Boden ist durchaus erwünscht und schmeckt besonders lecker. Sind die Zutaten gar, ohne dass die Flüssigkeit komplett aufgesaugt wurde, die Paella einfach bei geringer Hitze weiter abdampfen und am Boden bräunen lassen.)
- Zuletzt die Oliven und die beiseitegelegten Paprikastreifen, Pilzstücke und Artischockenhälften auf dem Reis verteilen.
- Vor dem Servieren noch 5 – 10 Minuten abgedeckt durchziehen lassen. Die Paella mit den Zitronenspalten zum Beträufeln sternförmig dekorieren.

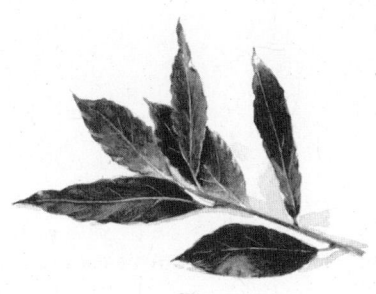

Banana Dream Pie

Für den Boden:
pflanzliches Fett für die Form
80 g Cranberrys, getrocknet (ersatzweise Rosinen)
80 g grobe Haferflocken
40 g Kürbiskerne
4 Datteln, entsteint
½ TL Zimt, gemahlen

Für die Füllung:
2 reife Bananen
400 g Seidentofu
2 – 3 EL Agavendicksaft oder Ahornsirup (je nach Geschmack)
3 EL Mandelmus
1 TL Vanille, gemahlen

Zum Verzieren:
2 EL Kakaopulver
1 Riegel vegane dunkle Schokolade

- Backofen auf 180 °C vorheizen. Eine Pie- oder Springform mit Distelöl oder einem anderen pflanzlichen Fett einfetten.
- Alle Zutaten für den **Boden** in einen Mixer geben und so lange durch-mixen, bis ein formbarer Teig entsteht. (Bei Bedarf noch 1 – 2 EL Wasser zugeben; der Teig darf aber krümelig bleiben und sollte nicht zu feucht werden.)
- Den Teig mit dem Rücken eines wiederholt in heißes Wasser getauchten Löffels von der Mitte aus auf dem Boden der Form flach drücken und am Rand 1 – 2 cm hochziehen.
- Bananen schälen, in Scheiben schneiden und den Teig damit belegen.
- Tofu, Agavendicksaft oder Ahornsirup, Mandelmus und Vanille im Mixer gut vermischen. Die **Füllung** über die Bananenscheiben gießen und mit einem in heißes Wasser getauchten Kuchenspatel glatt streichen.
- Im vorgeheizten Backofen 40 – 45 Minuten backen, bis die Füllung schön gebräunt ist. Den Kuchen gut auskühlen lassen.
- Vor dem Servieren durch ein Teesieb mit dem Kakaopulver bestäuben.
- Mit einem Obstschäler von der Schokolade dünne Flocken abschneiden und den Kuchen damit verzieren.

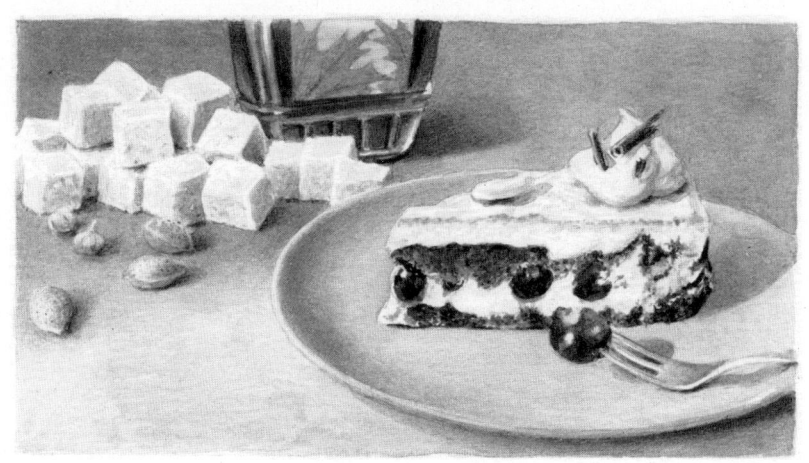

Wir können auch anders! Alternativen zu Eiern und Milch, Honig und Gelatine

Wie sie jemals ohne Milch und Ei, Honig und Gelatine kochen, backen und essen sollen, können sich manche Neuveganerinnen und -veganer gar nicht vorstellen. Aber keine Sorge, es ist längst nicht so schwierig, wie Sie vielleicht denken. In diesem Kapitel sind alle Tipps versammelt, die Sie zu diesem Thema brauchen.

In den letzten Jahren ist in Supermärkten, Reformhäusern, Naturkost-läden sowie im einschlägigen Versandhandel das Angebot an veganen Pro-dukten immens gestiegen. Inzwischen gibt es vegane Läden und in großen Städten sogar vegane Supermärkte. Die Produktvielfalt wächst beinahe täglich. Fast wird es schon schwierig, da noch den Überblick zu behalten.

Gerade bei den sogenannten Ersatzprodukten für Eier und Milch gibt es eigentlich fast nichts mehr, was es nicht gibt. Ob Rühreimischung, Margarine, Pflanzendrink, Joghurt, Pudding, Schlagsahne, Mayonnaise, Frischkäse, Schmelzkäse, Schnittkäse oder geraspelter Pizzakäse: Ständig erscheinen vegane Neuheiten auf dem Markt. Und – Sie mögen es glauben oder nicht – mittlerweile gibt es sogar eine süße vegane Aufstrichcreme »mit Honigaroma«.

Was wir über die Fleischalternativen gesagt haben, gilt allerdings auch hier: Viele dieser Produkte können besonders für Neulinge wichtig und nützlich sein, denn sie machen den Schritt hin zur veganen Ernährung berechenbarer und einfacher. Sie geben Sicherheit und lindern die Angst, am Ende nur noch von Grünfutter satt werden zu müssen. Gleichzeitig sind sie aber auch aus einer schier unübersichtlichen Vielzahl von Zutaten (und oft auch mit viel Fett) künstlich zusammengemixt. Von natürlichen, möglichst unverarbeiteten Lebensmitteln kann in den meisten Fällen also nicht die Rede sein.

Veganes »Marke Eigenbau«

Trotzdem wollen wir solche Produkte nicht weiter miesmachen. Solange sie den Einstieg erleichtern und das vegane Leben attraktiver machen, erfüllen sie einen guten Zweck, und es gibt durchaus Qualitätsunterschiede, auf die zu achten sich lohnt. Viele frischgebackene Veganerinnen und Veganer lösen sich wie gesagt nach einer Anfangsphase ohnehin Schritt für Schritt davon und suchen nach natürlichen Zutaten, mit denen sich vieles ohne allzu großen Aufwand selbst herstellen lässt. Ihr Einfallsreichtum dabei ist schon erstaunlich. Die Entscheidung für die vegane Ernährung löst oft einen wahren Kreativitätsschub aus.

Auch der Geldbeutel bedankt sich für selbst gemachte Lösungen, denn vegane Fertigprodukte (zumal dann natürlich möglichst aus kontrolliert biologischem Anbau) können ganz schön ins Geld gehen, während die grundlegenden »Rohstoffe« für Veganes »Marke Eigenbau« oft gar nicht teuer sind. Vielen stellt sich dann natürlich irgendwann auch die Frage, ob sie als Veganerin oder Veganer wirklich veganen Fertig-»Schmelzkäse« und all die anderen Dinge brauchen. Meine Beobachtung ist, dass die meisten – wenn überhaupt – an einigen wenigen Lieblings-Fertigprodukten festhalten und ansonsten lieber eigene, vollwertigere Wege gehen.

Von diesen Wegen wollen wir in diesem Kapitel sprechen.

Ei-Alternativen

Gerade weil auch sie die Antwort auf die alte Frage, was zuerst da war, das Huhn oder das Ei, nicht kennen, möchten Veganerinnen und Veganer *beide* nicht essen, denn Fakt ist: Eierproduktion und Hühnerhaltung sind untrennbar miteinander verbunden. Und es geht ja auch ohne Ei, wie Sie bald feststellen werden. Viele Lebensmittel, die gewohnheitsgemäß Ei enthalten, schmecken ohne genauso gut oder sogar besser. (Denken Sie nur an italienische Nudeln aus reinem Hartweizen!) Fazit: Eier werden überbewertet. Und es gibt viel mehr Ei-Alternativen, als Sie vielleicht denken.

Übrigens: Auch Mischköstlerinnen und -köstler sind für solche Tipps meist dankbar, denn es kommt durchaus öfter einmal vor, dass sie etwas backen oder kochen wollen, und es ist gerade kein Ei im Haus. Die Erfahrung, dass sie sich auch so behelfen können und das Resultat eigentlich auch ganz lecker schmeckt, ist ein Aha-Erlebnis, das am Ende vielleicht auch ihren Eierkonsum zu senken und die Legehennen zu entlasten vermag.

Für den Anfang und ganz dringende Fälle gibt es Fertigprodukte in Form von geschmacksneutralem Ei-Ersatzpulver. Und es gibt auch den einfachsten und preiswertesten Ersatz – nämlich gar kein Ei. Vor allem, wenn in einem Backrezept nur ein Ei vorkommt, können Sie es getrost weglassen und brauchen für die nun fehlende Feuchtigkeit nur etwa zwei Esslöffel Wasser zuzusetzen. Ein zusätzlicher Teelöffel Backpulver hilft, wenn das Ei das Gebäck vor allem locker machen soll (siehe Seite 92). Sie werden sehen, kein Mensch wird es merken und Ihr Kuchen schmeckt ebenso gut »ohne« wie »mit«.

Alternativen für gekochtes oder gebratenes Ei

Sie werden erstaunt sein, wie lecker ein – dank Kurkuma appetitlich gelber – Rührtofu schmecken kann. Für eine herzhafte Variante festen Tofu wählen, abtropfen lassen, trockentupfen und fein zerbröseln. In Olivenöl mit Frühlingszwiebeln, zerdrücktem Knoblauch, Senf und Gemüsebrüheextrakt kräftig anbraten. Mit Salz und Pfeffer würzen und mit gemahlener Kurkuma schön gelb färben (etwa 1 TL auf 450 g Tofu).

Für eine milde, zartere Rührtofu-Variante (wie in dem Rezept »Chinesischer Bratreis« am Ende des Kapitels beschrieben) Seidentofu mit Kurkuma, Zwiebelpulver und Salz vermischen und unter häufigem Umdrehen mit einem Pfannenwender in wenig Öl mindestens 10 Minuten bei geringer Hitze braten. Anschließend mit Frühlingszwiebeln oder Schnittlauch bestreuen.

Ei-Alternativen beim Backen

▷ *Fertiges Ei-Ersatzpulver:* Mit Wasser anzurühren, geschmacksneutral und für warme und kalte Speisen gleichermaßen geeignet. Sehr einfach in der Anwendung, dafür jedoch aus allerlei Zutaten wie Mono- und Diglyceriden, gehärtetem Pflanzenfett aus Palmöl oder dem Verdickungsmittel Xanthan zusammengemixt. Inzwischen gibt es sogar ein Ersatzpulver für alle Rezepte, in denen Eischnee verlangt wird. Mit etwas Wasser wird es so lange gemixt, bis eine steife Masse entsteht (Zutatenliste: Kartoffelstärke, Tapiokamehl, Pflanzengummi: Methylzellulose, Kalciumkarbonate, Zitronensäure).

▷ *Sojamehl:* Weil es so viel Protein und Lecithin enthält, eignet sich Sojamehl ausgezeichnet als Ei-Ersatz. Einfach pro zu ersetzendes Ei 1 EL Sojamehl mit 2 EL Wasser verrühren und ein paar Minuten quellen lassen. Dann anstelle des Eis in den Teig geben. Die Mischung eignet sich auch sehr gut zum Binden von Suppen und Saucen. Allerdings hat Sojamehl den typischen Sojageschmack. Wer das nicht so gern mag, sollte lieber zu einer geschmacksneutralen Speisestärke greifen.

▷ *Kichererbsenmehl:* Ebenso zu verwenden wie Sojamehl (also 1 EL Mehl mit 2 EL Wasser verrühren) und wegen des leichten Eigengeschmacks vor allem für herzhaftes Gebäck geeignet.

▷ *Speisestärke:* Egal, ob Mais- oder Kartoffelstärke, das Mehl hat eine hohe Bindekraft. Außerdem ist es geschmacksneutral, eignet sich also für süße Kuchen ebenso wie für herzhafte Bratlinge. Auch hier 1 EL Mehl mit 2 EL Wasser verrühren, etwas quellen lassen und in die Speise einrühren.

▷ *Backpulver:* Soll die Ei-Alternative dem Teig eher Trieb- als Bindekraft verleihen, setzen Sie einen zusätzlichen TL Backpulver und 2 EL Wasser zu.

▷ *Apfelmus:* Einen kleinen Apfel entkernen, schälen und in kleine Würfel geschnitten in wenig Wasser in einem geschlossenen Topf etwa 10 Minuten dünsten, abgießen und durch ein Sieb streichen: So erhalten Sie eine tolle Ei-Alternative, die außer einer feinen Säure keinen Eigengeschmack zurücklässt und jeden Kuchenteig schön geschmeidig macht.

▷ *Kürbispüree:* Frischen, gewürfelten Kürbis mit wenig Wasser kochen, pürieren und durch ein Sieb streichen. Passt sich vom Geschmack her den übrigen Zutaten an und bringt eine schöne Färbung mit, die an das Gelb der Eier erinnern mag.

▷ *Zerdrückte Banane:* Auch eine zerdrückte, halbe Banane pro zu ersetzendes Ei ist eine schöne Sache, vor allem in süßem Gebäck, wobei man sie am Ende meist leicht herausschmecken wird – was ja nicht unbedingt ein Nachteil sein muss.

▷ *Leinsamen:* Wer schon einmal eine Reizung der Magenschleimhaut naturheilkundlich behandelt hat, weiß, dass Leinsamen mit Wasser einen für die Magenwand schützenden Schleim bildet. Damit die in der Schale des Leinsamens sitzenden Schleimstoffe durch die Aufnahme von Wasser aufquellen können, muss der Leinsamen gemahlen oder zumindest »aufgebrochen« sein. Überbrühen Sie 1 EL Leinsamen mit 3 EL kochendem Wasser und lassen Sie die Mischung eine Weile stehen. Sie werden sehen, dass sich eine durchsichtige, gallertartige Masse bildet, die durchaus an rohes Hühnereiweiß erinnert. Dass diese Masse in Brot- oder Kuchenteig zudem ähnliche Bindeeigenschaften wie ein solches entwickelt, ist leicht nachzuvollziehen. Dunkelbraune wie goldgelbe Leinsamen sind gleichermaßen geeignet. Wenn Sie aufgebrochene braune Samen benutzen, können Sie die Flüssigkeit durch ein Sieb abgießen und auffangen. Die braunen Samenhülsen bleiben dann zurück. Für feines, helles Gebäck kann dieser Trick sehr nützlich sein.

▷ *Chiasamen:* Ganz ähnlich verhält es sich mit Chiasamen, die praktischerweise, anders als Leinsamen, nicht erst geschrotet werden müssen. In Verbindung mit Wasser bilden die Körner einen geschmacksneutralen Gelmantel, der in süßen ebenso wie in pikanten Speisen Eier sehr gut ersetzen kann. Selbst als Eiweiß-Ersatz (zum Beispiel für Kokosmakronen) kann dieses Gel fungieren. Wie Leinsamen enthalten Chiasamen übrigens Omega-3-Fettsäuren, sind also eine äußerst gesunde Ei-Alternative.

▷ *Seidentofu oder Sojajoghurt:* Je 50 g pro weggelassenem Ei geben dem Teig Feuchtigkeit und Geschmeidigkeit.

▷ *Mineralwasser:* Soll der Teig (beispielsweise für Pfannkuchen) auch ohne Ei lockerer werden, können Sie die im Rezept angegebene Wassermenge durch Mineralwasser mit Kohlensäure ersetzen und dieses erst möglichst spät dazugeben, wenn nicht mehr so viel gerührt wird.

▷ *Bestreichen von Gebäck:* Damit das Gebäck schön glänzt und eine appetitliche Farbe bekommt, einfach Sojadrink oder Sojasahne mit der gleichen Menge Öl vermischen und vor dem Backen auf den Teig streichen.

Auch mit reifen Avocados lassen sich erstaunlich gute Ei-Alternativen zaubern. In eine an Eiersalat erinnernde Mischung (zum Beispiel aus Erbsen, Tomaten, Staudensellerie, Gemüsezwiebelstreifen und Äpfeln in einer veganen Mayonnaise) können Sie ein bis zwei in große Würfel geschnittene, reife Avocados geben. Die Konsistenz der Avocadostücke ist erstaunlich ei-verdächtig.

Viele Veganerinnen und Veganer, die früher gern Eier aßen, schwören auf »schwarzes Salz« (»Kala Namak«). Das indische Würzsalz (erhältlich im Gewürzladen oder im veganen Versandhandel), das eigentlich gar nicht schwarz, sondern eher bräunlich rot aussieht, riecht leicht schwefelig und verleiht Gerichten einen typischen »Ei-Geschmack«. Probieren Sie es auf einem mit weichen Avocadoscheiben belegten Brot. Die Wirkung ist verblüffend!

Eifreie Mayonnaise

Auch eifreie Mayonnaise können Sie kaufen – oder ganz leicht selbst herstellen, indem Sie 1 TL Zitronensaft mit 60 ml ungesüßtem Reis- oder Sojadrink, ¼ TL Senf, 1 Prise Salz und 1 Prise Pfeffer in ein schlankes, hohes Gefäß geben und mit dem Pürierstab vermischen. Nun ganz langsam 90 ml Olivenöl in die Mischung einlaufen lassen und dabei kräftig weitermixen, bis eine schöne, cremige »Soyannaise« entstanden ist.

Binden von Bratlingen, Saucen, Puddings ...

Beim eifreien Binden von Bratlingen gibt es folgende Erste-Hilfe-Tipps:

▷ *Teig zu bröselig und trocken:* Tomatenmark, Sojasahne, etwas mehr Wasser oder Gemüsepüree unterkneten.

▷ *Teig zu weich und feucht:* Semmelbrösel, Haferflocken, Sojamehl, Kichererbsenmehl, Pfeilwurzmehl, Guarkernmehl, Weizenmehl oder auch Kartoffelpüreepulver zugeben.

Beim Binden von Saucen oder Puddings müssen wir zwischen kalten und gekochten Speisen unterscheiden:

▷ *Alles, was gekocht werden soll:* Weizenmehl, Speisestärke, Pfeilwurzmehl oder Johannisbrotkernmehl von vornherein in die kalte Mischung mixen, aufkochen, fertig! Bei den Rezepten finden Sie einige Beispiele dafür.

▷ *Alles, was kalt bleibt:* Guarkernmehl, Johannisbrotkernmehl oder auch gemahlene Flohsamenschalen einrühren. (Anleitung auf der Packung beachten und vorsichtig dosieren.)

Panieren

Neben dem Backen werden Eier häufig auch zum Panieren eingesetzt, jedoch nicht zwingend dafür benötigt. So ist alles, was Sie für eine einfache und leckere Panade brauchen, zum einen eine zähflüssige Masse aus Mehl, Wasser (alternativ auch Sojadrink/-sahne oder anderen Pflanzendrinks) und Gewürzen (nach Belieben), in die Sie das zu panierende Lebensmittel rundum eintauchen, und zum anderen Paniermehl, in dem Sie das Lebensmittel anschließend auf einem Extrateller mehrfach wenden. Statt Paniermehl, oder ergänzend dazu, können Sie übrigens auch Sesam, zerhackte Nüsse oder zerkleinerte, ungesüßte Cornflakes nehmen, was der Panade zusätzlich reizvolle Geschmacksakzente verleiht. Probieren Sie mal, wie lecker ein paniertes Sellerieschnitzel sein kann (Tipp: Werten Sie das Rezept doch mit einem gedünsteten und leicht gesalzenen Brokkoli geschmacklich und optisch noch ein wenig auf). Auf den Tausendsassa Tofu habe ich Sie bereits aufmerksam gemacht. Wie besonders lecker sich Tofu in einer eifreien Panade zubereiten lässt, können Sie feststellen, wenn Sie einmal Tofustäbchen panieren und mit veganem Kartoffelbrei servieren.

Mein Grundrezept für eine schmackhafte Panade eignet sich jedenfalls als Umhüllung sowohl von Gemüsen als auch von Tofu und Co.: Soja- oder Kichererbsenmehl mit Salz, Pfeffer und (für die schöne gelbe Farbe) mit etwas Kurkuma vermischen. Auf Wunsch noch andere Gewürze wie Curry oder Paprikapulver dazugeben. Dann nach und nach etwas Wasser unterrühren, bis eine dickflüssige Masse entsteht. Die zu panierenden Gemüse- oder Tofuscheiben durch diese Masse ziehen und danach in Semmelbröseln oder Sesamsamen wenden.

Gelbe Farbe

Mit Eiern Gebackenes oder Gekochtes hat eine charakteristische, gelbliche Farbe. Diese können Sie gut mit dem recht teuren Safran nachahmen (Stempel einer Krokusart, in Fäden oder gemahlen als Pulver erhältlich, beides sollte in etwas Wasser aufgelöst werden, bevor es den Speisen hinzugefügt wird). Preiswerter und zugleich supergesund ist Kurkuma (Gelbwurz), ein Gewürz mit vielen positiven Gesundheitswirkungen und nicht zu starkem, interessantem Eigenaroma. Experimentieren Sie freizügig!

Alternativen zur Gelatine

Zu der hauptsächlich aus Bindegewebe von Schweinen und Rindern hergestellten Gelatine sagen Veganerinnen und Veganer natürlich: »Nein, danke!« Zum Glück gibt es das rein pflanzliche, aus Algen gewonnene Geliermittel Agar-Agar, das mindestens ebenso gut, geschmacksneutral und zuverlässig geliert. Agar-Agar ist seit Jahrhunderten bewährt. In Japan und China ist seine Verwendung seit dem 17. Jahrhundert nachgewiesen; in der südostasiatischen Küche ist Gelatine gänzlich unbekannt.

Zu beachten ist nur: Die gelierende Wirkung setzt erst beim Erkalten (bei etwa 45 °C) ein, das heißt, Agar-Agar eignet sich für alles, was erst erwärmt wird und dann abkühlen kann, also zum Beispiel für Gelees und Puddings. Für alles, was kalt zubereitet wird, greifen Sie zum Beispiel lieber zu Johannisbrotkernmehl (siehe auch Seite 94). Agar-Agar bekommen Sie meist in Pulverform im Naturkosthandel und in Reformhäusern und vielerorts inzwischen auch schon in den Backabteilungen gut sortierter, konventioneller Supermärkte.

Rechnen Sie etwa 1 TL Agar-Agar pro 500 ml Flüssigkeit. (Je nach Hersteller kann dies unterschiedlich sein, bitte Angaben auf der Packung beachten!) Lösen Sie das Pulver in der Flüssigkeit auf – das kann etwas länger dauern, also fleißig rühren! Erhitzen Sie die Flüssigkeit und lassen sie dann wieder kalt werden. Erst beim Erkalten entsteht der Geliereffekt.

Zum Glück gibt es auch für viele fertige Produkte, die im Normalfall Gelatine enthalten, inzwischen rein pflanzliche Alternativen, zum Beispiel gelatinefreie Gummibärchen oder Lakritze. Manche werden sogar im ganz normalen Supermarkt mit Aufklebern wie »Go Veggie!« beworben.

Auch beim Klären und Filtern von Säften und Weinen können Gelatine oder andere tierische Stoffe zum Einsatz kommen, die nicht als solche in der Zutatenliste deklariert werden müssen. Deshalb stets naturtrüben, ungefilterten Fruchtsaft verwenden und sich vor dem Kauf eines Weines bei der Winzerei Ihres Vertrauens erkundigen. Auch bei Essigen kann die Frage auftauchen, wie sie gefiltert sind. Veganer Essig wird mit Papierfiltern geklärt.

Ohne Milch und Milchprodukte

Nun kommen wir zur zweiten großen Produktgruppe, für die Veganerinnen und Veganer pflanzliche Alternativen suchen: Kuhmilch (ebenso natürlich Schafs- und Ziegenmilch) und alles, was aus ihr hergestellt wird.

Pflanzen»milch« und was daraus noch werden kann

Statt Milch verwenden Veganerinnen und Veganer pflanzliche Alternativen wie Soja-, Reis-, Mandel- oder Haferdrink. Auch aus Dinkel, Roggen, Einkorn, Leinsamen, Hanfsamen oder Haselnüssen werden solche Drinks hergestellt.

Waren es früher echte Nischenprodukte, die es längst nicht überall zu kaufen gab, behaupten sie sich heute immer stärker am Markt, was wohl sicherlich auch darauf zurückzuführen ist, dass die wachsende Anzahl von Menschen mit Laktoseunverträglichkeit mit zur Zielgruppe gehört. Gleichzeitig gibt es auch immer mehr nichtvegane Menschen, die lieber zum Pflanzendrink als zur Kuhmilch greifen.

Sojadrink

Sojadrink, umgangssprachlich auch »Sojamilch« genannt (lebensmittelrechtlich ist die Bezeichnung »Milch« nur für Milch tierischen Ursprungs zulässig), entsteht durch das Kochen vermahlener Sojabohnen. Sojadrink lässt sich pur oder in Kaffee und Tee trinken und kann beim Kochen und Backen die Kuhmilch 1:1 ersetzen. Übrigens lässt er sich für Cappuccino, Latte macchiato und andere südländische Köstlichkeiten dieser Art auch problemlos aufschäumen. Als Alternative zur gängigen Sahnehaube auf diversen Cremesuppen ist aufgeschäumter Pflanzendrink ein echter Geheimtipp. (Im Rezeptteil zu diesem Kapitel finden Sie zum Beispiel eine Blumenkohlcremesuppe mit Mandelschaum.) Die Anschaffung eines manuellen oder elektrischen Milchaufschäumers lohnt sich daher allemal.

Sojadrink können Sie »natur«, aber auch gesüßt und mit Zusätzen wie Kalzium kaufen. Außerdem gibt es Sojadrinks in verschiedenen Geschmacksrichtungen wie Schoko, Erdbeere und Vanille. Inzwischen wird er von vielen verschiedenen Herstellern angeboten – Geschmack und Konsistenz variieren sehr. Also am besten mehrere Drinks probieren, ehe Sie sich ein Urteil bilden. So finden die meisten irgendwann ihren Lieblingsdrink.

Sojadrink hat in der Regel weniger Fett als Kuhmilch und weniger Kalorien. Da er alle essentiellen Aminosäuren enthält, gilt er als hochwertiger Eiweißlieferant. Empfehlenswert ist es, einen mit Kalzium angereicherten Sojadrink zu verwenden, um die Kalziumversorgung zu sichern.

Sojadrink können wir aus getrockneten Sojabohnen aber auch sehr gut selbst herstellen. Hilfreich sind dabei besondere Geräte, in die man nur eingeweichte Sojabohnen und Wasser einzufüllen braucht, und schon nach einer halben Stunde hat man frischen, warmen Sojadrink (siehe nächste Seite). Wer es viel und regelmäßig verwendet, hat den Anschaffungspreis für das pfiffige Maschinchen schnell heraus, denn im Laden ist fertiger Sojadrink noch immer ziemlich teuer. Der Geschmack ist allerdings – je nach Gerät – zunächst etwas gewöhnungsbedürftig. Milder schmeckt der selbst gemachte Sojadrink, wenn man die Bohnen nach dem Einweichen von Hand schält (was recht langwierig ist) und/oder einen Löffel Reis zu den Sojabohnen gibt.

Aus Sojadrink wiederum kann man selbst Sojajoghurt (siehe nächster Abschnitt) oder Tofu (siehe Seite 74) herstellen.

Allergikerinnen und Allergiker müssen bedenken, dass auch Sojaprodukte Allergien auslösen können, sollten also erst einmal vorsichtig die Verträglichkeit testen und eventuell auf andere pflanzliche Alternativen ausweichen.

Sojajoghurt

Sojajoghurt entsteht aus Sojadrink – genau wie Joghurt aus Kuhmilch – durch die Zugabe von Joghurtkulturen. Man kann ihn fertig ohne Zusätze (natur), mit Vanillegeschmack oder mit Fruchtzubereitungen, zum Beispiel aus Pfirsichen oder Erdbeeren, kaufen.

Sojajoghurt selbst zu machen, geht ganz einfach: Im Reformhaus bekommen Sie dafür spezielle vegane Joghurt-Kulturen. Erwärmen Sie einen Liter Sojadrink auf etwa 40 °C, rühren Sie die Kulturen ein und halten Sie alles 6 – 8 Stunden warm.

Am besten geht das natürlich mit einem elektrischen Joghurtbereiter — die Anschaffung lohnt sich, wenn Sie regelmäßig selbst Joghurt machen. Aber auch ein altmodischer, wattierter Kaffeewärmer zum Überstülpen aus Omas Küchenausstattung kann hier gute Dienste leisten. Gute Freunde von mir stellen den Joghurt in ihren warmen Heizungsraum.

Pflanzendrinks selbst herstellen

▷ *Sojadrink:* Sojabohnen waschen, einweichen und über Nacht quellen lassen. (Am Ende sind sie etwa doppelt so groß.) Noch einmal mit frischem Wasser waschen und dann in mehreren Portionen im Verhältnis 1:3 (jeweils 1 Tasse Bohnen und 3 Tassen Wasser) in einem starken Mixer auf höchster Stufe gründlich mixen. Ein Nudelsieb mit einem Seihtuch oder sauberen Geschirrtuch auslegen und auf einen großen Topf stellen. Die Mischung aus dem Mixer in das Tuch gießen und ablaufen lassen. Diesen Vorgang wiederholen, bis alle Bohnen aufgebraucht sind. Das Tuch von oben zusammendrehen und gut auswringen. Im Tuch bleiben jetzt etwas Schaum und der wertvolle »Sojatrester«, das sogenannte Okara, zurück. (Unbedingt aufheben!)
Von dem in den Topf getropften Sojadrink mit einem Schaumlöffel zunächst den Schaum abschöpfen. Den Drink dann zum Kochen bringen und auf kleiner Flamme 10 – 20 Minuten kochen. (Da er leicht überkocht, einen großen Topf wählen und in der Nähe bleiben.) Heiß in Flaschen abgefüllt, bleibt der Sojadrink im Kühlschrank 1 – 2 Wochen haltbar.

▷ *Okara – ein wertvolles Nebenprodukt:* Okara ist reich an Ballaststoffen, Eiweiß und Eisen. Mit fein gehacktem Gemüse (zum Beispiel Knoblauch, Zwiebel, Paprika) vermischt, pikant gewürzt und in Semmelbröseln gewendet, ergibt es sehr leckere Bratlinge. Mal probieren!

▷ *Mandeldrink:* Auf die gleiche Art und Weise können Sie auch eine samtige Mandelmilch herstellen, allerdings sollten Sie in dem Fall im Verhältnis 1:4 mischen, also 1 Tasse Mandeln auf 4 Tassen Wasser nehmen.

▷ *Cashewdrink:* Geschmacklich ebenfalls sehr angenehm, da weitgehend neutral, ist ein selbst gemachter Cashewdrink. Pürieren Sie 40 g Cashewnüsse mit 100 – 200 ml Wasser und füllen Sie nach und nach auf 1 l auf. Mit Agavendicksaft oder Salz süß oder herzhaft würzen.

▷ *Haferdrink:* Wer Sojadrink nicht so gern mag, findet im Haferdrink häufig eine geschmacklich annehmbarere Alternative. Auf 1 l Wasser 100 g feine Haferflocken verwenden, im Wasser aufkochen und köcheln lassen. Im Mixer gründlich mixen und durch ein Seihtuch abgießen.

▷ *Geschmackliche Variationen für alle Pflanzendrinks:* Beim Mixen je nach Lust und Laune frische Früchte, getrocknete Datteln, Vanillemark, Kakaopulver, Zimt oder Muskat zugeben. Viel Spaß beim Experimentieren!

Ist der Joghurt fest geworden, stellen Sie ihn in den Kühlschrank. Zwei bis drei Esslöffel der »Ernte« heben Sie auf, um damit die nächste Portion anzusetzen. So geht es immer weiter, bis der Joghurt irgendwann nicht mehr ganz so fest wird und Sie neue Kulturen besorgen müssen.

Mit selbst gemachtem Sojadrink gelingt der Joghurt allerdings meist nicht so gut. Verwenden Sie für die erste »Aussaat« lieber gekauften Sojadrink, zum Beispiel mit Vanille, dann bekommen Sie einen leckeren, festen Vanillejoghurt.

Sojajoghurt können Sie pur löffeln oder für Müslis, Desserts und Dips verwenden.

Pflanzensahne zum Kochen und Dekorieren

Auch die Bezeichnung Soja-, Reis- oder Hafer»sahne« ist rechtlich nicht zulässig, da sie nur für Milchprodukte gelten darf. Deshalb haben die cremigen Fertigprodukte auf Pflanzendrinkbasis auch so blumige Namen wie »Soja Cuisine«, »Soya Cooking Cream«, »Rice Whip« oder »Hafer Cuisine«. In jedem Fall lassen sie sich beim Kochen wie Sahne verwenden und verfeinern dadurch Saucen, Suppen und Desserts. Bei starker Hitze können sie allerdings ausflocken, deshalb sollten Sie sie beim Kochen immer erst am Schluss zugeben. Inzwischen gibt es auch Reis- oder Soja»sahne«, die sich wie Schlagsahne aufschlagen lässt und der veganen Küche damit ganz neue Variationsmöglichkeiten eröffnet.

Sehr gut können wir uns in puncto Sahne aber auch mit einer selbst gemachten Pflanzensahne aus Cashewnüssen oder Haferflocken behelfen. Der Vorteil: Sie ist ganz fix immer frisch gemacht und wir wissen genau, was drin ist. So können wir ohne Fertigprodukte auskommen.

Vor allem die Cashewsahne erweist sich beim Kochen als wahre Suppen- und Saucenzauberin. Im Rezeptteil zu diesem Kapitel finden Sie eine Cashew-Nudel-Sauce, die sich mit Würzhefeflocken und einem Schuss Hafersahne fast schon Alfredo-verdächtig zeigt. Ein gutes Beispiel für den Einsatz von Cashewsahne beim Binden von Suppen ist die Champignoncremesuppe auf Seite 205.

Eine pflanzliche Sahne-Alternative mit ganz anderer Geschmacksnote ist die Kokosmilch. Probieren Sie zum Beispiel den Kokosreis mit Kardamompflaumen auf Seite 112.

Pflanzensahne selbst gemacht

▷ *Cashewsahne:* Cashewnüsse eignen sich hierfür ganz besonders, weil sie eine cremige, relativ geschmacksneutrale Sahne ergeben. 50 g Cashewnüsse am besten über Nacht in 100 ml Wasser einweichen und abgießen. Wasser erneuern und in einem starken Mixer auf höchster Stufe gründlich mixen, bis eine sahnige Flüssigkeit entsteht. Anstatt die ganzen Nüsse zu kaufen, können Sie getrost den preislich günstigeren Cashewnussbruch verwenden. Wer weniger Nüsse nimmt, bekommt eine dünnflüssigere Sahne, mit mehr Nüssen wird es noch cremiger. Wer es gern gehaltvoller mag, kann noch 1 EL neutrales Öl (Rapsöl oder Distelöl) zugeben.

▷ *Hafersahne:* Auch Hafersahne können Sie nach der gleichen Methode selbst herstellen. Nehmen Sie 50 g Haferflocken auf 300 ml Wasser und nach Belieben 1 EL geschmacksneutrales Öl dazu.

Vegane Margarine

Butter lässt sich ganz leicht 1:1 durch vegane Margarine ersetzen. Beim Kauf ist dabei allerdings ein peinlich genaues Studium der Zutatenlisten nötig. Immer wieder einmal wird mit dem Aufdruck »pflanzlich« geworben und am Ende finden sich dann doch Molke, Joghurt oder sonstige tierische Substanzen wie zum Beispiel Gelatine in der Rezeptur. Empfehlenswert ist natürlich reine Pflanzenmargarine aus kontrolliert biologischer Produktion, die keine gehärteten Fette und einen hohen Anteil an nativen Ölen enthält. Wer den Geschmack von Margarine nicht so gern mag, kann bei Broten auch sehr gut auf Nuss- oder Mandelmus ausweichen. Mit allen süßen Brotaufstrichen schmeckt das köstlich. Für mich persönlich ist die Kombination von Mandelmus und Fruchtaufstrich absolut unschlagbar. Bei allen herzhaften Broten kann eine dünne Schicht eifreie Mayonnaise (Rezept Seite 94) als Unterlage dienen. Mit Salat, Tomate, Räuchertofu und frischen Sprossen einfach lecker!

Beim Backen kann statt Butter nicht nur Margarine, sondern oft auch ein gutes Pflanzenöl verwendet werden.

Pflanzenquark

Seidentofu ist der ideale Pflanzenquark. Da er relativ geschmacksneutral ist, können Sie ihn leicht mit süßen Zutaten wie Datteln, Agavendicksaft, Ahorn- oder Zuckerrübensirup anrühren und zum Beispiel mit frischem Orangensaft oder zerdrückten Bananen verfeinern. Oder Sie pürieren Tofu mit Pflanzensahne, dann bekommen Sie einen »Sahnequark«. (Ein gutes Beispiel für die Verwendung einer süßen Seidentofucreme zum Backen ist der »Banana Dream Pie« auf Seite 88.)

Natürlich lässt sich Seidentofu auch herzhaft anrühren, zum Beispiel als »Schmandcreme« mit Tofunaise und Würzhefeflocken für Gemüsegratins, Flammkuchen oder Quiches sowie mit geraspelter Gurke, Dill, Zitronensaft, Olivenöl, Kräutersalz und ganz viel Knoblauch als Zaziki. Durch Zugabe von festem Tofu, Sojajoghurt oder Sojadrink können Sie die Konsistenz jederzeit feinjustieren.

»Analogkäse« und vegane Käse-Alternativen

Im Zusammenhang mit Fertigpizzen sowie in Restaurants und Bäckereien angebotenen Speisen wird in letzter Zeit immer mal wieder über »Analogkäse« diskutiert. »Käse« darf er aus rechtlichen Gründen nicht genannt werden und wird deshalb im Fachhandel unter Namen wie »Gastromix« oder »Pizzamix« angeboten. Es handelt sich dabei um ein Kunstprodukt, das aussieht wie geriebener Käse und genauso verwendet wird, nämlich meist auf Pizzen, Aufläufen oder gebackenen Käsebrötchen.

Als dieser Sachverhalt durch kritische Medienberichte bekannt wurde, war die Meinung in der Veggie-Szene zunächst gespalten. Es handele es sich dabei um kein natürliches Lebensmittel und sei deshalb sowieso abzulehnen, meinten die einen. Vor allem im Hinblick auf den niedrigen Preis sei das doch hinzunehmen, frohlockten andere, denn der Analogkäse wird für etwa drei Euro pro Kilo verkauft, während vegane »Käse«-Fertigprodukte ein Vielfaches kosten. Schließlich kommt der Analogkäse ja gerade deshalb so oft zum Einsatz, weil sich damit viel Geld sparen lässt.

Kritisiert wird vor allem die mangelnde Transparenz beim Einsatz des Kunstkäses. Allzu oft verbirgt er sich auf der Zutatenliste hinter Begriffen wie »Pflanzenöl«, »pflanzliches Fett« und »Milcheiweiß«. Damit trotzdem »Käse« auf der Packung stehen kann, wird etwas echter »Alibikäse« untergemischt. Die Verbraucherinnen und Verbraucher werden massiv in die

Mit »Käse« überbacken

▷ *Die einfachste Lösung:* Auf einen Auflauf für 4 Personen 6 EL Semmel-brösel streuen und 30 g Margarine in Flöckchen aufsetzen. Ergibt eine schöne, braune Kruste.

▷ *Für Pizzen und Aufläufe:* 4 EL Margarine schmelzen lassen und mit 4 EL Weizenvollkornmehl mischen. Topf von der Herdplatte nehmen und mit dem Schneebesen 250 ml Wasser, 1 EL Senf, 1 TL Salz und 8 EL Würzhefe-flocken einrühren. Noch einmal auf dem Herd aufkochen und gegen Ende der Garzeit zum Überbacken auf den Auflauf oder die Pizza streichen.

▷ *Für Gemüseaufläufe:* 100 g Mandelmus mit 3 EL Hefeflocken, 150 g Sojajoghurt (natur) und 5 EL Hafersahne verrühren, mit Salz und Pfeffer abschmecken, auf dem Gemüse verteilen und mitbacken.

▷ *»Hefeschmelz« ohne Kochen:* 4 EL weißes Mandelmus mit 80 ml unge-süßtem Sojadrink und 4 EL Würzhefeflocken zu einer sämigen Creme verrühren. (Konsistenz mit Sojadrink oder Hefeflocken anpassen.) Mit Paprikapulver, Kurkuma, Salz, Pfeffer, etwas Curry und einer Prise Voll-rohrzucker abschmecken. Gegen Ende der Garzeit aufstreichen.

Irre geführt, was wir auch bei veganer Einstellung nicht gutheißen können. Außerdem ist der Analogkäse keineswegs vegan, denn es finden sich Milcheiweiß, Milchpulver und Labkasein in der Rezeptur. Analogkäse ist deshalb für vegan lebende Menschen keine Alternative.

Allerdings werden inzwischen auch auf dem veganen Markt diverse »Käsesorten« auf Basis pflanzlicher Fette, Stärke und Soja angeboten. Ob sie Ihnen in puncto Geschmack und Konsistenz zusagen, müssen Sie selbst ausprobieren. Besonders zum schnellen Überbacken ist ein schmelz-fähiger veganer Raspelkäse natürlich sehr praktisch. Auch hier gibt es aber auch einfache, »selbst gestrickte« Lösungen, die sich durchaus schmecken lassen können – und vor allem viel preiswerter sind.

Machen Sie sich dabei zum Beispiel den leicht »käsigen« Geschmack von Würzhefeflocken zunutze, die sich gut mit Pflanzensahne mischen lassen. Die Flocken aus getrockneter, inaktiver Hefe enthalten viele B-Vit-amine, sind also außerdem rundum gesund.

Rühren Sie die Hefeflocken ruhig auch in Saucen und Suppen, die dadurch sämiger – und vielleicht auch ein bisschen »käsiger« – schmecken.

Parmesan-Alternativen

▷ *Mit Pinienkernen:* 50 g Pinienkerne ohne Fett in einer Pfanne leicht anrösten und mit 50 g Würzhefeflocken im Standmixer nicht zu fein vermahlen.

▷ *Mit Mandeln:* 100 g geschälte Mandeln ohne Fett in einer Pfanne leicht
  anrösten und mit 30 g Würzhefeflocken, 20 g Semmelbröseln, ½ TL Salz
  und 1 Messerspitze Paprikapulver im Standmixer nicht zu fein vermahlen.

▷ *Mit Cashewnüssen:* 60 g Cashewnüsse mit ¼ TL Salz und 1 EL Würzhefeflocken im Standmixer nicht zu fein vermahlen. Alternativ geröstete und
  gesalzene Cashewnüsse verwenden.

Parmesan-Alternativen

Ohne Parmesan auszukommen, fällt echten Käsefans oft besonders schwer.
Natürlich gibt es auch hier allerlei Fertigprodukte zu kaufen, wobei ich
wiederum zu »selbst gestrickten« Lösungen neige, die mindestens ebenso
gut schmecken und auch einfach ehrlicher sind. Ich persönlich streue mir
lieber fein gehackte und mit Salz und Hefeflocken gewürzte Cashewnüsse
auf die Spaghetti als ein Kunstprodukt mit Parmesangeschmack aus einem
Lebensmittellabor. Aber entscheiden Sie selbst.

Alternativen zu Honig und Vollmilchschokolade

Wie bereits erwähnt, wird im Handel inzwischen ein cremiger Brotaufstrich aus Fruktosesirup »mit Honigaroma« angeboten. Zum Honig im
Tee oder auf dem Brötchen gibt es darüber hinaus aber unzählige bessere
pflanzliche Alternativen. Gemeinsam sorgen sie für mehr Abwechslung
auf dem Frühstückstisch. Manche bringen gleichzeitig auch gesundheitliche Vorteile.

Süße Marmeladen, Konfitüren und Fruchtaufstriche können Sie mit
einer pflanzlichen Gelierhilfe aus dem Reformhaus oder Naturkosthandel
ganz leicht selbst herstellen oder fertig kaufen. Eine ganz neue Welt der
ruckzuck frisch gemachten, süßen Brotaufstriche erschließt sich Ihnen,
wenn Sie Trockenfrüchte einweichen, eventuell noch kurz aufkochen und
pürieren. Für ein mehrere Wochen im Kühlschrank haltbares Dattelmus
zum Beispiel brauchen Sie bloß eingeweichte Datteln mit ein wenig Wasser
glatt pürieren und in ein Schraubglas geben. Ein ebenso einfaches wie uni-

verselles Süßungsmittel und mit Brot allein oder mit Nuss- oder Mandelmus ein Gedicht! Nach dem gleichen Prinzip können Sie es mit Aprikosen, Feigen und Trockenpflaumen probieren. Letztere zur Verfeinerung noch mit etwas Zitronensaft, Zimt und Nelken abschmecken – wunderbar!

Eine Honig-Alternative mit langer Tradition ist der Löwenzahn-»Honig«, der aus Löwenzahn-Blütenblättern, frischen Tannentrieben, Zitronen sowie zu gleichen Teilen mit Zucker und Wasser eingekocht wird und lange haltbar ist. Die Tannentriebe verleihen ihm einen reizvollen Waldgeschmack (weitere Honig-Alternativen: siehe Seite 106).

Schokolade

Schokolade macht glücklich, wie wir alle wissen, deshalb möchte niemand auf sie verzichten. Aber das ist auch gar nicht nötig, denn es gibt inzwischen ein riesiges Angebot an veganen Schokoladen, sogar »Milch«schokoladen und weißen Tafeln. Auf zum Testessen!

Ein positiver Schritt beim Wechsel zur veganen Ernährung kann es aber gerade auch sein, von heller auf dunkle – sprich: bittere oder zartbittere – Schokolade umzusteigen. Diese Schokoladensorten sind meist von Haus aus vegan. Bitte sicherheitshalber trotzdem die Zutatenliste studieren, weil Ausnahmen die Regel bestätigen können.

Schokolade ist vegan, wenn sie keinerlei Milchbestandteile enthält und der für die Herstellung genutzte Zucker nicht unter Einsatz von Knochenkohle raffiniert worden ist. Bio-Zucker ist immer vegan, sodass Sie mit Bio-Schokolade ohne Milchanteile auf der sicheren Seite sind. Ein schöner Nebeneffekt: In Maßen genossen, gilt Schokolade mit einem hohen Kakaoanteil ganz offiziell als gesund für Herz und Nerven. Das kleine Stück Schokolade am Abend können Sie so als Medizin ausgeben und doppelt genießen.

Noch ein letzter Tipp zur Stillung des Schokohungers: Einfach einen Teelöffel Bio-Kakaopulver ins morgendliche Müsli rühren.

Mit diesem bunten Strauß von Möglichkeiten ausgestattet, wird es Ihnen nicht mehr schwerfallen, den Einsatz von Eiern und Milch, Honig und Gelatine im Alltag sicher zu umschiffen. Die folgenden Rezepte (und alle anderen Rezepte in diesem Buch) mögen Ihnen zeigen, dass dies kein Verzicht ist, sondern – im Gegenteil – ein Zugewinn!

Honig-Alternativen

▷ *Ahornsirup:* Aus dem Pflanzensaft kanadischer Zucker-Ahornbäume gewonnener Sirup. Zwecks Vermeidung möglicher Zusatzstoffe am besten Sirup aus biologischem Anbau wählen. Beachten Sie außerdem die verschiedenen »Qualitätsgrade«. Sirup mit Grad A ist am hellsten und schmeckt sehr mild. Ich finde aber gerade auch den dunkleren Sirup der (europäischen) Qualitätsgrade B bis D sehr reizvoll. Ahornsirup ist auf Pfannkuchen, im Müsli oder in süßen Cremes beliebt.

▷ *Agavendicksaft:* Gut löslich und geschmacksneutral. Mit seiner angenehmen Süße auch im Tee ideal.

▷ *Birnen- oder Apfeldicksaft:* Stark konzentrierter, sirupartig eingedickter Fruchtsaft, der sich als Süßungsmittel vielseitig einsetzen lässt.

▷ *Zuckerrübensirup (oder Rübenkraut):* Ein schwarzer Sirup, der durch das Einkochen von Zuckerrübensaft gewonnen wird. Lecker auf Brot, auch zum Backen verwendbar, besonders in dunklem Gebäck wie Gewürzkuchen. Besonders empfehlenswert in Bio-Qualität und ohne Zusatzstoffe.

▷ *Melasse:* Ein schwarzes, zähflüssiges Restprodukt aus der Rohrzuckerherstellung. Enthält wertvolle Nährstoffe, darunter viele Vitamine und Mineralstoffe wie Kalium, Kalzium, Magnesium und Eisen. Konsistenz und Aussehen erinnern an Zuckerrübensirup, doch der Herstellungsprozess ist ein anderer. Letzteres gilt auch für den Geschmack, der für manche zuerst ein wenig gewöhnungsbedürftig sein mag, mit der Zeit aber schön erdig und angenehm süß wird. Wunderbar im Müsli.

▷ *Stevia:* Dem pflanzlichen Süßungsmittel aus Südamerika werden gesundheitsfördernde Eigenschaften nachgesagt, trotzdem war die Zulassung in der EU wegen möglicher Gesundheitsrisiken und den starken Schwankungen der Inhaltsstoffe lange umstritten. Inzwischen sind jedoch Zubereitungen aus Stevia in flüssiger oder pulverisierter Form (sowie als Süßstofftabletten) zu bekommen. Sie haben kaum Kalorien, greifen die Zähne nicht an und haben keine Auswirkungen auf den Blutzuckerspiegel. Da nicht die Blätter verwendet werden, sondern in einem aufwendigen Verfahren ein weißer Extrakt hergestellt wird, ist dieses Süßungsmittel allerdings ein stark verarbeitetes Produkt. Außerdem hat es einen gewissen bitteren Nachgeschmack. Schauen Sie selbst, wie Sie mit diesem Süßungsmittel zurechtkommen.

5 Rezepte, die zeigen, dass es auch »ohne« geht

Blumenkohlcremesuppe

Mit Mandelmilch püriert, wird die Suppe wunderbar cremig. Für das samtige i-Tüpfelchen sorgt der Mandelmilchschaum, für dessen Herstellung Sie einen (manuellen oder elektrischen) Milchaufschäumer benötigen.

1 großer Blumenkohl
1 große Zwiebel
2 – 3 Möhren
2 Knoblauchzehen
1 EL Olivenöl
750 ml Gemüsebrühe
300 ml Mandelmilch, natur (ungesüßt)
Salz
Pfeffer
Muskatnuss, frisch gerieben
4 EL Mandelblättchen

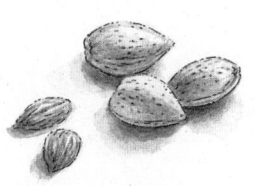

- Blumenkohl putzen, harten Strunk herausschneiden und in große Röschen zerteilen. Zwiebel schälen und in Würfel schneiden. Möhren putzen und in dünne Scheiben schneiden. Knoblauchzehen schälen und zerdrücken.
- Zwiebel, Knoblauch und Möhren im Öl in einem Topf andünsten, bis die Zwiebel glasig ist. Blumenkohlstücke dazugeben und noch etwas mit-dünsten.
- Mit der Brühe ablöschen und die Suppe zum Kochen bringen. Bei geringer Hitze etwa 20 Minuten leise köcheln lassen.
- Die Hälfte der Mandelmilch zugießen und die Suppe im Mixer oder mit dem Pürierstab pürieren. Mit Salz, Pfeffer und Muskat abschmecken.
- Restliche Mandelmilch aufschäumen.
- Mandelblättchen ohne Fett in einer Pfanne kurz anrösten. (Vorsicht: Nur leicht bräunen und nicht schwarz werden lassen!)
- Suppe auf Teller verteilen, jeweils zwei Esslöffel Mandelschaum aufsetzen und mit Mandelblättchen bestreuen.

Cäsar-Salat

Ein sättigender Salat und eine gelungene Mischung aus cremigen, knusprigen und erfrischenden Zutaten. Das Original-Dressing wird mit Mayonnaise und Sardellen gemacht, dafür gibt es aber zum Glück eine tierfreundliche Version. Würzige Kapern treten an die Stelle der Sardellen und auch eine Parmesan-Alternative aus Cashewnüssen kann hier sehr schön zum Einsatz kommen. (Eine leicht fruchtige Note bekommt das Ganze, wenn Sie zur Abwechslung 1 TL frisch abgeriebene Zitronenschale in die Mischung geben.)

400 g Romanasalat

Für die Croûtons:
6 Scheiben Vollkorntoast
1 TL Knoblauchpulver
1 TL Kräuter der Provence

außerdem: Backpapier

Für das Dressing:
1 Knoblauchzehe
200 g fester Tofu
2 EL Zitronensaft, frisch gepresst
2 TL Kapern
1 TL Dijonsenf
1 MSP Salz
Pfeffer

Für den Cashew-Parmesan:
60 g Cashewnussbruch
¼ TL Salz

- Romanasalatblätter in nicht zu kleine, mundgerechte Stücke schneiden. In eine Salatschüssel geben und abgedeckt in den Kühlschrank stellen.
- Für die **Croûtons** den Ofen auf 200 °C vorheizen. Brotscheiben in jeweils neun gleich große Vierecke schneiden und in eine Schüssel geben. Mit Knoblauchpulver und Kräutern der Provence bestreuen und mit einem großen Löffel vorsichtig wenden, bis die Brotstücke gleichmäßig mit Pulver und Gewürz bedeckt sind.

- Auf einem mit Backpapier ausgelegten Backblech ausbreiten und 12 – 15 Minuten backen (dabei Brotstücke einmal wenden), bis das Brot goldbraun und knusprig ist. Blech aus dem Ofen nehmen und Croûtons 5 – 10 Minuten abkühlen lassen.
- Für das **Dressing** die Knoblauchzehe schälen und mit den restlichen Zutaten im Mixer pürieren, bis die Sauce dick und cremig ist. Ist sie zu dick, esslöffelweise Wasser zugeben, bis die gewünschte Konsistenz erreicht ist.
- Für den **Cashew-Parmesan** Cashewnüsse und Salz in eine elektrische Kaffeemühle geben und mehrmals kurz auf höchster Stufe mixen, bis die Mischung an krümeligen Parmesan erinnert. (Keinesfalls zu lange mixen, sonst gibt es Cashewmus!) Bei Bedarf noch etwas nachsalzen.
- Zuletzt Salatblätter aus dem Kühlschrank holen, erst vorsichtig die Croûtons unter die Blätter mischen, dann alles mit dem Dressing vermischen, mit dem Cashew-Parmesan bestreuen und sofort servieren.

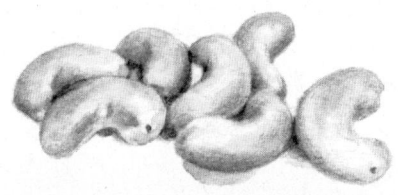

Chinesischer Bratreis

Ein Gericht, das auch bei Kindern gut ankommt. Bereichert wird es von einem zarten Rührtofu als Ei-Alternative, den Sie bei anderen Gelegenheiten – zum Beispiel auf getoastetem Brot zum Frühstück – auch einmal allein servieren können.

300 g Vollkornreis
750 ml Gemüsebrühe
200 g Seidentofu
⅛ TL Kurkuma, gemahlen
1 TL Zwiebelpulver
½ TL Salz
3 EL geröstetes Sesamöl
6 Frühlingszwiebeln
3 EL Tamari-Sojasauce
1 Prise Vollrohrzucker
Salz
Pfeffer
50 g Cashewnussbruch

- Vollkornreis in die kochende Gemüsebrühe einstreuen und nach der Zeitangabe auf der Packung etwa 30 Minuten garen. Bei geöffnetem Deckel noch so lange nachgaren lassen, bis die Flüssigkeit ganz aufgesogen ist. (Sollte noch Flüssigkeit übrig sein, bitte abgießen.)
- Tofu, Kurkuma, Zwiebelpulver und Salz gut verrühren. 1 EL Sesamöl in einer Pfanne erhitzen, Tofumischung hineingeben und bei niedriger Hitze unter ständigem Rühren etwa 10 Minuten braten, bis die Konsistenz eines zarten Rührreis erreicht ist. (Bitte ein wenig Geduld, es dauert seine Zeit ...)
- Frühlingszwiebeln in schmale Ringe schneiden und mit Sojasauce und Vollrohrzucker in einer kleinen Schüssel verrühren, bis sich der Zucker aufgelöst hat.
- Eine große Pfanne erhitzen, restliches Sesamöl hineingeben und den Reis bei mittlerer Hitze 3 – 5 Minuten darin braten. Den Rührtofu und die Sojasaucenmischung zugeben und das Ganze weitere 3 – 5 Minuten braten, bis alles gleichmäßig erwärmt ist.
- Mit Salz und Pfeffer abschmecken und eventuell mit noch etwas Sojasauce nachwürzen.
- Cashewnüsse klein hacken und darüberstreuen.

Penne mit Grünkohl in Cashewsahne

Haben Sie auf dieses cremige Nudelgericht Appetit, ohne dass es gerade frischen Grünkohl gibt, greifen Sie freizügig zu Spinat oder Mangold.

100 g Cashewnüsse
150 g Grünkohlblätter
500 ml Gemüsebrühe
1 TL Basilikum, getrocknet
2 EL Speisestärke
2 EL Olivenöl
400 g Vollkorn-Röhrennudeln
Salz
1 Zwiebel
1 Knoblauchzehe
2 EL Würzhefeflocken
4 EL Hafersahne (oder eine andere Pflanzensahne)
Pfeffer

- Cashewnüsse in einer Schüssel mit Wasser bedecken und einweichen lassen (am besten über Nacht).
- Grünkohlblätter von den dicken Stielen befreien und in schmale Streifen schneiden.
- Brühe zum Kochen bringen und den Grünkohl darin 3 – 5 Minuten blanchieren. Mit einem Schaumlöffel herausnehmen und abtropfen lassen.
- Brühe etwas abkühlen lassen und mit Basilikum, Speisestärke und 1 EL Olivenöl in einen großen Mixer geben. Cashewnüsse abtropfen lassen, zu der Brühe geben und das Ganze auf höchster Stufe gründlich durchmixen, bis die Mischung cremig ist.
- Vollkornnudeln in reichlich Salzwasser nach der Angabe auf der Packung etwa 10 Minuten bissfest garen und abgießen.
- In der Zwischenzeit Zwiebel schälen und würfeln sowie Knoblauch schälen und zerdrücken. In einem großen Kochtopf restliches Öl erhitzen und Zwiebelwürfel und Knoblauch darin andünsten. Abgetropften Grünkohl zugeben und einige Minuten mitdünsten lassen.
- Sauce aus dem Mixer einrühren, zum Kochen bringen und etwas einköcheln, bis die Sauce schön cremig und der Grünkohl bissfest gar ist. Hefeflocken und Hafersahne einrühren und mit Salz und Pfeffer abschmecken.
- Nudeln unter die Sauce ziehen, kurz anwärmen lassen und servieren.

Süßer Kokosreis mit Kardamompflaumen

Ein Traumdessert! Außerdem ein würzig samtiger Genuss und ein schönes Beispiel für den Einsatz von Kokosmilch in der veganen Küche.

Natürlich kann der Reis auch mit anderen Früchten kombiniert werden. (Farblich sehr schön machen sich zum Beispiel Granatapfelkerne.) Und die Pflaumen passen prima zu veganen Pfannkuchen oder Crêpes.

Für den Kokosreis:
400 ml Kokosmilch
200 ml Wasser
1 Vanilleschote
200 g Arborio-Reis (Risottoreis)
1 EL Vollrohrzucker
1 MSP Salz

Für die Kardamompflaumen:
250 g Pflaumen
100 ml Orangensaft, frisch gepresst
¼ TL Kardamom, gemahlen
1 TL Vollrohrzucker

- Für den **Kokosreis** die Kokosmilch mit Wasser in einem Topf zum Kochen bringen.
- Vanilleschote längs halbieren und in die Flüssigkeit geben.
- Reis, Vollrohrzucker und Salz einrühren und 20 – 25 Minuten leise köcheln. Gelegentlich umrühren, damit nichts anbrennt. Der Reis sollte locker, weich und saftig sein und die Flüssigkeit *fast* vollständig aufgesogen haben. Bei Bedarf noch ein wenig Wasser nachgießen und den Reis nicht zu lange kochen, weil er beim Abkühlen noch trockener wird.
- Während der Reis kocht, für die **Kardamompflaumen** die Pflaumen halbieren und entkernen.
- Orangensaft mit Kardamom und Zucker aufkochen, Pflaumenhälften in die Flüssigkeit geben und 5 – 7 Minuten köcheln lassen.
- Kardamompflaumen mit dem Sud leicht abgekühlt zum lauwarmen Kokosreis servieren.

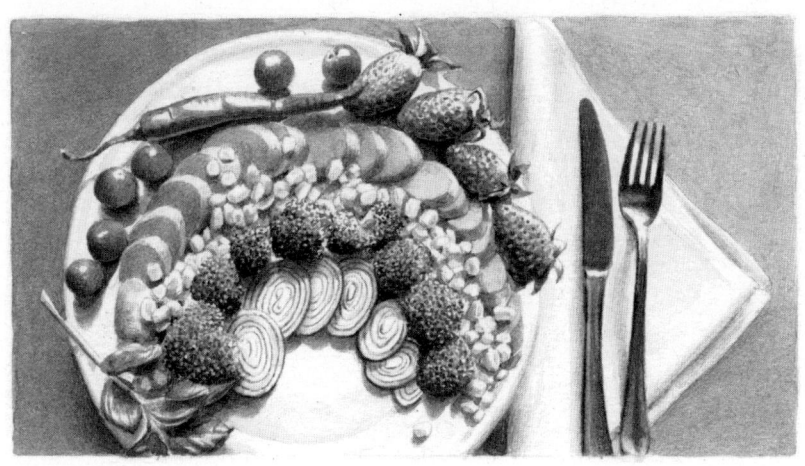

Alles essen, was Farbe hat!
Der Vegan-Regenbogen

Bisher haben wir uns vor allem damit befasst, was Veganerinnen und Veganer lieber nicht essen und welche interessanten und wohlschmeckenden Alternativen sie dafür suchen und finden können. Ab sofort soll es nun darum gehen, wie Sie die gesamte Vielfalt der veganen Lebensmittelpalette nutzen können, um sich möglichst gesund zu ernähren. Offiziell nennt man das »gesundheitsfördernde Lebensmittelauswahl«. Klingt gut, oder?

Gesundheitsfördernde Lebensmittelauswahl

Erinnern Sie sich noch an das auf Seite 52 angeführte Argument von Ernährungswissenschaftler Professor Claus Leitzmann zum »großen Gesundheitspotential pflanzlicher Lebensmittel«? Sie sind arm an problematischen Inhaltsstoffen, die man mit tierischen Lebensmitteln in sehr viel größerem Ausmaß zu sich nimmt, und reich an gesunden Inhaltsstoffen, die in Lebensmitteln tierischen Ursprungs gar nicht vorkommen. So viel können wir also gar nicht falsch machen, wenn wir uns pflanzlich ernähren. Gleichzeitig haben wir die tolle Chance, das besagte Gesundheitspotential möglichst gut auszunutzen und uns auf diese Weise mit jedem Bissen etwas Gutes zu tun.

Um diese Chance auch wirklich wahrnehmen zu können, müssen wir die Antworten auf zwei Fragen kennen:

1. Welche Lebensmittel sollen wir essen, um unseren Nährstoffbedarf zuverlässig zu decken?

2. In welchen Pflanzen sind die besagten »gesunden Inhaltsstoffe« besonders zahlreich vertreten?

Die Antworten auf diese zwei Fragen geben uns zwei Bilder: die vegane Lebensmittelpyramide und der Vegan-Regenbogen. Gemeinsam machen sie es uns ganz leicht, die richtigen Entscheidungen zu treffen!

Die vegane Ernährungspyramide

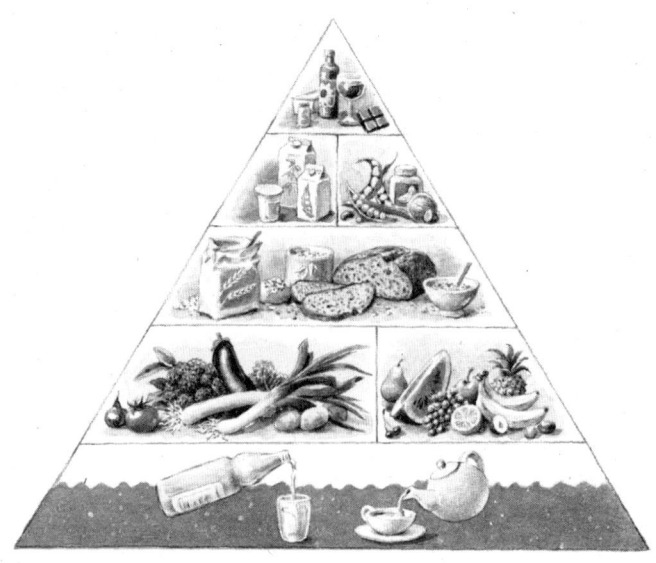

Die Ernährungspyramide zeigt auf einen Blick, wie das Essen zusammengestellt sein sollte. Was in der breiten Basis vorkommt, sollte möglichst häufig, was an der immer dünner werdenden Spitze angesiedelt ist, weniger bzw. eher in Maßen bis selten auf den Tisch kommen. Ganz wichtig sind die Getränke (beispielsweise in Form von Mineralwasser oder Tee). Gemüse und Obst sowie Getreide und Hülsenfrüchte bilden die Basis. Öle, Fette und Salz sollten eher sparsam verwendet werden. Und gegen ein Stück vegane dunkle Schokolade oder andere Süßigkeiten oder ein Glas Rotwein ab und zu ist nichts einzuwenden.

Die Pyramide gibt uns auf einen Blick Aufschluss über die angestrebte Gewichtung der einzelnen Lebensmittelgruppen. Was in der breiten Basis vorkommt, sollte möglichst viel gegessen werden, was an der immer dünner werdenden Spitze angesiedelt ist, eher in Maßen bis selten auf den Tisch kommen.

Die an Schwimmabzeichen erinnernden, schönen Wellen ganz unten zeigen außerdem an: Getränke sind ganz, ganz wichtig! Täglich ein bis zwei Liter kalziumreiches Wasser und andere alkoholfreie, kalorienarme Getränke wie Kräuter-, Früchte- oder Grüntee sowie großzügig verdünnte Fruchtschorle sollten es sein. Am besten stets eine Karaffe mit Wasser bereitstellen und auch immer gleich eine große Kanne Tee kochen, dann kann der Nachschub nicht so schnell ausgehen.

Denken Sie beim Anblick der Wellen tatsächlich ans Schwimmen und damit auch an alle anderen sportlichen Aktivitäten. 30 Minuten täglich sind optimal, und zwar möglichst an der frischen Luft und bei Tageslicht, um Vitamin D zu bilden. (Im Kapitel »Vitaminbomben zünden« werden wir noch ausführlicher darauf eingehen.) Wechseln Sie bei der Bewegung ruhig ab und überlegen Sie, was Ihnen wirklich Spaß macht. Wenn man sich zu etwas quälen muss, bleibt es oft bei den guten Vorsätzen, und das wäre schade. Außerdem brauchen es ja auch keine sportlichen Hochleistungen zu sein. Schon ein zügiger Spaziergang in der Mittagspause im Park wirkt, regelmäßig ausgeführt, wahre Wunder.

Gemüse und Obst, Getreide und Hülsenfrüchte bilden die Basis

Vitamine, Mineralstoffe und viele andere gesundheitsfördernde Inhaltsstoffe finden sich in Gemüse und Obst. Vom Gemüse sollten Sie deshalb täglich mindestens 400 Gramm oder drei Portionen verzehren. Achten Sie auch hier auf Abwechslung, probieren Sie immer wieder einmal neue Gemüsearten aus und variieren Sie auch bei der Zubereitung. Gekocht in Vor- oder Hauptspeisen, roh im Salat, als Snack zwischendurch oder im Mixer zum Smoothie püriert – viele Geschmackserlebnisse warten darauf, von Ihnen entdeckt zu werden. Denken Sie bei der Auswahl der Gemüsearten immer auch an den »Veganen Regenbogen«, den ich Ihnen später im Kapitel noch ausführlich vorstellen werde.

Mindestens 300 Gramm oder zwei Portionen am Tag sollten Sie aus der Obstabteilung der Pyramide wählen, wobei Sie auch hier ganz bewusst sowohl auf altbewährtes Lieblingsobst als auch auf solche Obstarten zurückgreifen sollten, die sonst nicht so oft in Ihren Einkaufskorb wandern. Auch Beeren und Trockenobst gehören dazu. Machen Sie es sich zum Prinzip, zu Hause – und möglichst auch bei der Arbeit! – eine große Obstschale aufzustellen und immer gut gefüllt zu halten. So haben Sie auch zwischendurch immer etwas Gesundes parat.

Kohlenhydrate sind die »Hauptbrennstoffe« des Körpers. Getreide und Kartoffeln bilden deshalb die nächste Pyramidenstufe. In der Vollkornvariante halten Getreideprodukte besonders lange satt. Wählen Sie deshalb – wann immer möglich – Vollkornnudeln, -brot, -flocken und -mehl. Neben den üblichen Getreidearten Weizen, Roggen, Hafer, Mais und Reis gibt es andere Arten wie Dinkel, Hirse und Quinoa zu entdecken. Zwei bis drei Portionen pro Tag sollten Sie zu sich nehmen. Wenn Sie zum Beispiel morgens Müsli, mittags etwas mit Kartoffeln oder Reis und abends ein, zwei Scheiben Vollkornbrot verzehren, dürfte Ihnen das gar nicht schwerfallen.

Hülsenfrüchte liefern reichlich Eiweiß und sind deshalb für die vegane Ernährung besonders wichtig. Aus Bohnen, Linsen, Erbsen, Kichererbsen, & Co. sollten Sie ein bis zwei Mahlzeiten pro Woche zubereiten. Proteinreiche Produkte aus Soja wie zum Beispiel Sojadrink, Sojajoghurt oder Tofu (oder die auf Seite 99 und 76 vorgestellten Alternativen dazu) sollten möglichst täglich auf Ihrem Speiseplan stehen. Halten Sie sich an eine Mengenvorgabe von 50 bis 150 Gramm pro Tag.

In die Eiweißkategorie gehören – last not least – auch die Nüsse und Samen. Knabbern Sie mehrmals pro Woche eine kleine Handvoll davon, um sich gleichzeitig mit anderen wertvollen Inhaltsstoffen wie vielen Mineralstoffen zu versorgen. Vor allem Mandeln und Sesam liefern viel Kalzium. Sorgen Sie auch hier für Abwechslung mit Wal-, Para-, Hasel-, Cashew-, Erd- und Pekannüssen sowie Mohn, Sonnenblumen- und Kürbiskernen.

Fettes, Salziges und Süßes bilden die Spitze

Öle und Fette stehen ziemlich weit oben in der Pyramide und sollen folglich sparsam zum Einsatz kommen, sind aber trotzdem enorm wichtig – nicht nur, weil manche Vitamine fettlöslich sind und deshalb Fette als Begleitung brauchen, um vom Körper richtig aufgenommen zu werden. Besonders pflanzliche Öle liefern auch gesunde Fettsäuren, die für die Gesunderhaltung von Herz und Gefäßen unersetzlich sind.

Da Veganerinnen und Veganer keinen Fisch essen, müssen Sie für eine pflanzliche Versorgung mit Omega-3-Fettsäuren sorgen und sollten sich dabei an Raps-, Lein-, Hanf- und Walnussöl halten. Ein gutes Olivenöl sollten Sie ebenfalls immer im Gebrauch haben und darüber hinaus in der Ölabteilung immer wieder einmal für Abwechslung sorgen. Hinsichtlich der Menge können Sie sich an die Vorgabe von zwei bis vier Esslöffel pro Tag halten.

Auch Salz muss sein, denn ohne es fehlt das sprichwörtliche Salz in der Suppe. Außerdem ist Meersalz mit jodhaltigen Algen oder jodiertes Meersalz eine wichtige Jodquelle. Trotzdem gilt der Rat, Salz stetig, aber insgesamt sparsam zu verwenden.

Und damit kommen wir zur Spitze des Ernährungsberges. Fertige Snacks und Süßigkeiten sind natürlich erlaubt, denn wir wollen keine Verbote aufstellen und die davon betroffenen Dinge damit vielleicht noch interessanter machen. Sie sollten aber etwas Besonderes bleiben und sehr maßvoll zum Einsatz kommen. Das schaffen Sie, wenn Sie sie ganz bewusst genießen und sich anschließend sagen: »Morgen gönne ich mir wieder ein Stück Schokolade.« Ein schlechtes Gewissen brauchen Sie dabei gar nicht erst aufkommen zu lassen. Manche Süßigkeiten haben sogar Gesundheitsvorteile, zum Beispiel Lakritze, weil sie viel Eisen enthalten, und dunkle Schokolade mit hohem Kakaogehalt wegen der günstigen Inhaltsstoffe des Kakaos. Schön wäre es, sich bei Bedarf vor allem an diese Süßigkeiten mit positivem Begleiteffekt zu halten. Und auch dem gelegentlichen Gläschen Rotwein wird ein Gesundheitsnutzen nachgesagt.

Rotwein und Schokolade auf Rezept?
Vor allem bei der Schokolade mag das manche verblüffen. (Ausgenommen natürlich die Schweizerinnen und Schweizer, die das schon immer wussten. Sie behaupten augenzwinkernd, Schokolade mache klug, denn in ihrem Land werde weltweit nicht nur die meiste »Schoki« genossen, es würden auch die meisten Nobelpreise eingeheimst.)

Einen echt ursächlichen Zusammenhang anderer Art hat eine Studie mit rund 19 000 Testpersonen nachgewiesen: Ein kleines Stück dunkle Schokolade pro Tag kann den Blutdruck senken und Herzerkrankungen vorbeugen.

Die entscheidenden Bausteine dieser Aussage lauten: »kleines Stück« und »dunkle Schokolade«. Bei einem kleinen Stück sollte es bleiben, weil

Schokolade selbst in ihrer gesündesten Form noch reichlich Kalorien aus Zucker und Fett enthält. Und eine dunkle Schokolade sollten Sie wählen, weil sie mehr Kakao enthält. Es ist nämlich der Kakao, der die dunkle Schokolade – in Maßen genossen – gesundheitsförderlich macht. (Bitterschokolade enthält davon mindestens 60 Prozent. Inzwischen gibt es Sorten, die aus bis zu 100 Prozent Kakao bestehen. Milchschokolade dagegen hat viel weniger und weiße Schokolade ist gänzlich frei von Kakaomasse. Da trifft es sich gut, dass dunkle Schokolade mit sehr hohem Kakaoanteil meist vegan ist – zur Sicherheit Zutatenliste prüfen!)

Wieso kann der mäßige, aber regelmäßige Verzehr von Schokolade den Blutdruck und das Risiko für Herzinfarkt und Schlaganfall verringern? Es liegt tatsächlich am Kakao, denn in ihm kommen die sogenannten Flavanole vor, die unsere Blutgefäße elastischer machen und leicht blutdrucksenkend wirken. Die Flavanole zählen zu den sekundären Pflanzenstoffen und erweitern nachgewiesenermaßen auch in Labortests Blutgefäße, wodurch der Blutdruck sinkt. (Flavanole schmecken übrigens bitter, daher der typische Geschmack der dunklen Schokolade.) Und der Kakao ist es auch, der dafür sorgt, dass Schokolade glücklich macht, denn er enthält Tryptophan, einen Vorläuferstoff des Glückshormons Serotonin, sowie (wenn auch in sehr geringen Mengen) Theobromin, das rauschähnliche Zustände auslösen kann. Schließlich bewirkt Kakao auch noch die Ausschüttung von Dopamin, einem Anti-Stress-Hormon. Was wollen wir mehr?

Auch beim Rotwein sind sekundäre Pflanzenstoffe wie Anthocyane oder Resveratrol im Spiel, die antioxidativ wirken, aber auch schon im »Rohstoff« des Rotweins, den roten Weintrauben, enthalten sind. Scheint also ganz so zu sein, als könnten wir uns ebenso gut reines Kakaopulver ins Müsli rühren und roten Traubensaft schlürfen (wobei Letzteres für Veganerinnen und Veganer ohnehin empfehlenswert ist, da Traubensaft auch Eisen enthält). Gegen ein Stückchen Schokolade und ein Gläschen Rotwein ist aber sicherlich nichts einzuwenden. Achten Sie nur darauf, dass es auch dabei bleibt.

Sekundär, aber enorm wichtig

Interessant aber, dass auch hier wieder die schon eingangs erwähnten »sekundären« oder »bioaktiven« Pflanzenstoffe am Werke sind. Wie wir gesehen haben, heißen sie sekundär, weil sie für die Pflanze selbst nicht »primär« lebensnotwendig sind. Dafür haben sie aber auch für diese einen »sekundären« Nutzen, schützen sie vor Krankheiten oder Schädlingen. Und genau das können sie auch für uns Menschen tun: Sie schützen vor freien Radikalen und vor Infektionen mit Pilzen, Bakterien und Viren, senken den Cholesterinspiegel, stärken das Immunsystem und tragen dazu bei, das Krebsrisiko zu senken.

Kein Wunder, dass seit einiger Zeit verstärkt über die sekundären Pflanzenstoffe geforscht wird. Schon einige Tausend sind gefunden worden und fast täglich kommen neue hinzu. Das Tolle ist, dass schon kleinste Mengen dieser Stoffe genügen, um eine positive Wirkung zu entfalten. Mit dem richtigen pflanzlichen Lebensmittel ist so jeder Biss ein Zugewinn!

Sekundäre Pflanzenstoffe kommen, wie der Name vermuten lässt, tatsächlich nur in Pflanzen vor. Wer sich pflanzlich ernährt, hat also in dieser Hinsicht alle Trümpfe in der Hand. Da manche der Stoffe hitzeempfindlich sind und zudem meist direkt unter der Schale sitzen, ist es ratsam, Gemüse und Obst häufig roh zu essen, nur gründlich zu waschen und nicht zu schälen. (Auch aus diesem Grund lieber »Bio« wählen!)

Die augenfälligsten Vertreter der sekundären Pflanzenstoffe sind die Pflanzenfarbstoffe – und tatsächlich sind sie auch besonders gesund. Deshalb wollen wir jetzt auch die äußerst nützliche Lebensmittelpyramide hinter uns lassen und uns dem zweiten Bild zuwenden, das uns enorm helfen kann, wenn es darum geht, eine gute und abwechslungsreiche Lebensmittelauswahl zu treffen: dem Vegan-Regenbogen. Der Grundgedanke: Je bunter der Speiseplan, desto besser für die Gesundheit! Denn jede Obst- und Gemüseart hat andere wertvolle Inhaltsstoffe im Gepäck. Die vegane Ernährung bietet uns eine ungeahnte Vielfalt verschiedenster Zutaten, die auf diese Weise ganz besonders schön und schmackhaft zur Geltung kommen.

Segensreiche Pflanzenfarbstoffe

Lycopin zum Beispiel, der rote Farbstoff in Tomaten, kann bei Männern das Risiko, an Prostatakrebs zu erkranken, verringern. Und das orange-gelb färbende, unter anderem im Mais vorkommende Lutein wirkt positiv auf Netzhäute und Linsen der Augen. Dadurch wird das Risiko, am grauen Star oder einer Makuladegeneration zu erkranken, gesenkt.

Welche Pflanze die höchste Konzentration an einem bestimmten Stoff bietet, lässt sich oft an der Farbe erkennen, was aber nicht heißt, dass dieser Stoff in geringerer Konzentration nicht auch in zig anderen Pflanzen vorhanden wäre. Umgekehrt bedeutet es auch nicht, dass in dieser Pflanze nicht auch noch viele andere sekundäre Pflanzenstoffe enthalten wären. So findet sich beispielsweise auch in Bananen das Blau der Blaubeeren – und Blaubeeren wiederum enthalten das Gelb der Bananen, wenn auch in so geringen Spuren, dass es für uns nicht sichtbar wird. Daraus folgern wir: Wer möglichst viele verschiedene Obst- und Gemüsearten isst und sich dabei von deren Farben leiten lässt, kann ziemlich sicher sein, mit einer Vielzahl wertvoller Pflanzenstoffe rundum gut versorgt zu sein.

Die vegane Vollwertkost ist dafür eine gute Grundlage, denn es ist sehr viel besser, all diese Stoffe in ihrer natürlichen Form und Umgebung mit der Pflanze aufzunehmen, als in Form irgendwelcher Pülverchen oder Pillen.

Dass sekundäre Pflanzenstoffe häufig in kontrolliert biologisch angebauten Pflanzen reichlicher vorhanden sind, haben wir schon im ersten Kapitel erwähnt. Wählen Sie außerdem auch in Hinsicht auf die sekundären Pflanzenstoffe weiterhin von jedem Lebensmittel am besten die frischeste und vollwertigste Variante.

Regenbogenfarben auf dem Teller

Wer erinnert sich an die Reihenfolge der Regenbogenfarben? Es sind die sogenannten Spektralfarben, die auch entstehen, wenn sich Sonnenstrahlen in einem geschliffenen Spiegel fangen. Genauso funktioniert es mit den Wassertröpfchen des Regens.

Die Reihenfolge ist: Rot, Orange, Gelb, Grün, Blau, Violett.

Auf die Idee, pflanzliche Lebensmittel nach den Farben des Regenbogens zu ordnen und mit der Empfehlung zu verknüpfen, sich jeden Tag durch den gesamten Regenbogen zu essen, kam schon die amerikanische Autorin Colleen Patrick-Goudreau in ihrem hervorragenden Buch »Color Me Vegan«. Tatsächlich leuchtet auf den ersten Blick ein, was für ein breites, appetitliches Spektrum an Möglichkeiten sich auf diese Weise vor uns auftut. Die Illustratorin Margret Schneevoigt hat dieses Spektrum in dem Titelbild zu diesem Buch sehr schön in Form einer Regenbogen-Spirale aufgemalt. Ziehen Sie dieses Bild gern immer wieder zurate und lassen Sie sich von ihm inspirieren, wenn Sie sich fragen: »Was möchte ich heute essen?« (Oder: »Was soll ich heute bloß kochen?«)

Treffen Sie den spielerischen Vorsatz, jeden Tag etwas von jeder Farbe zu essen. Sehen Sie das Ganze aber sportlich und machen Sie kein Dogma daraus. So haben Sie eine wunderbare Vorgabe zur Zusammenstellung Ihres täglichen Speiseplans.

Lassen Sie uns jetzt die einzelnen Farben durchgehen.

Die Farbe Rot

Lycopin macht die Tomaten rot. Das Gleiche gilt für die Wassermelonen. Auch in rosa Grapefruit, Guaven und Papaya steckt Lycopin und sorgt dort für eine rosa Färbung. Im Körper wirkt es vor allem positiv auf die Lunge und die Prostata. Mehrere Studien sprechen dafür, dass Lycopin das Risiko einer Prostatakrebserkrankung mindern kann. Aber auch das Risiko für Herzerkrankungen, Brustkrebs, Makuladegeneration, grauen Star und viele andere Erkrankungen kann verringert werden.

Pflanzen mit diesem Farbstoff sollten bevorzugt gekocht gegessen werden, weil das Kochen das vorher fest an die Zellwände gebundene Lycopin freisetzt und so für den Körper besser aufnehmbar macht. Das soll nicht heißen, dass Sie keine rohen Tomaten mehr essen sollen. Es geht nur darum, verstärkt daran zu denken, dass eine Kombination von Speisen mit gekochten und rohen Tomaten die Chance erhöht, das Lycopin tatsächlich aufnehmen und nutzen zu können.

Weil Lycopin fettlöslich ist, empfiehlt es sich außerdem, ein wenig Fett hinzuzufügen, wenn wir Tomaten zubereiten. Dieses Fett hilft dabei, das Lycopin auch tatsächlich in den Blutkreislauf zu transportieren. Dafür brauchen wir unsere Tomatengerichte aber nicht in Fett zu ertränken. Etwas Olivenöl genügt – und vielleicht kommt es nicht von ungefähr, dass manches traditionelle Tomatengericht wie der Insalata Caprese (den Sie in veganer Form sehr schön mit Tofu- statt Mozzarella-Scheiben anrichten können) Olivenöl vorsieht – ein Öl, das sich zudem geschmacklich ideal mit reifen Tomaten ergänzt. Im Rezeptteil zu diesem Kapitel finden Sie eine Kritharaki-Pfanne mit Tomaten, roter Paprika und etwas Olivenöl.

Die gleiche Empfehlung gilt natürlich auch für Wassermelonen. Kochen oder braten und mit Olivenöl beträufeln ist hier vielleicht nicht ganz so angesagt, aber Sie sollten immer ein paar Nüsse zur Melone knabbern.

Und im Sommer schmecken mundgerecht geschnittene Melonenstücke auch sehr gut in einem mit Essig und etwas Öl angemachten grünen oder bunten Salat. (Ein gutes Beispiel dafür ist der Salat auf Seite 172.)

Über das Lycopin hinaus gibt es natürlich noch jede Menge andere rote Pflanzenfarbstoffe. Am bekanntesten ist wohl das Betanin (auch »Betenrot« genannt) aus der Roten Bete. In kleineren Mengen findet man es auch in den Früchten des Feigenkaktus. Bekannt ist die antioxidative Wirkung des Betanins. Erste Studien deuten darauf hin, dass es möglicherweise antikarzinogen, also krebsvorbeugend, wirken kann.

In Holunderbeeren, Kirschen, Beeren oder Rotkohl sind es die Anthocyane, die für die Farbe sorgen. (Mehr dazu bei den blauen und violetten Lebensmitteln auf Seite 127.)

Rote Lebensmittel: Kidneybohnen, rote Linsen, Tomaten, Rote Beten, rote Paprikaschoten, rotschalige Kartoffeln, rotstieliger Mangold, rote Zwiebeln, Radieschen, rotschalige Äpfel, Kirschen, Erdbeeren, Himbeeren, rote Johannisbeeren, rote Stachelbeeren, Cranberrys, Granatäpfel, Wassermelonen, rosa Grapefruits, rotes Chilipulver, Paprikapulver.

Die Farbe Orange

Die Gruppe der Carotine hat ihren Namen, wie unschwer zu erraten ist, von den orangefarbenen Karotten (Möhren). Das bekannteste Carotin ist das β-Carotin, das zur Orangefärbung vieler Obst- und Gemüsearten beiträgt. Je intensiver die Farbe, desto stärker der Gehalt an β-Carotin. Der Körper braucht es, um Vitamin A zu bilden. Aber auch das α-Carotin ist wichtig, es ist ebenfalls als Provitamin A wirksam. Beide entfalten eine segensreiche Wirkung für die Gesundheit der Augen und der Haut. Die antioxidativen Eigenschaften des α-Carotins scheinen sogar noch stärker zu sein als die des β-Carotins. Wer viele Carotine verzehrt, ist offenbar nicht nur vergleichsweise besser gegen Augenerkrankungen, sondern möglicherweise auch gegen verschiedene Krebsarten gefeit.

Das klingt doch vielversprechend und ist ein guter Grund, vermehrt nach orangefarbenen Obst- und Gemüsearten Ausschau zu halten.

Carotine sind fettlöslich, sollten also immer mit etwas Fett verzehrt werden, damit sie vom Verdauungstrakt besser aufgenommen werden können. Deshalb immer ein bisschen gutes Öl mit in den Möhrensalat geben. In dem Möhrensuppenrezept zu diesem Kapitel dient Olivenöl als Carotin-Transporter.

Außer β-Carotin enthalten Möhren zahlreiche andere sekundäre Pflanzenstoffe sowie Vitamine und Mineralstoffe. Dagegen bieten Orangen, obgleich sie die Farbe sogar im Namen tragen, gar nicht so viel β-Carotin, wie man erwarten könnte. Trotzdem sind Orangen supergesund, wie wir alle wissen, weil sie, wie die übrigen Zitrusfrüchte auch, viel Vitamin C und Folsäure mitbringen.

Ein besserer Carotinlieferant dagegen ist der Kürbis, denn er enthält viel α- wie auch β-Carotin und dazu noch weitere wertvolle Carotinoide. Im Herbst und Winter sind zum Beispiel Steckrüben und Süßkartoffeln tolle Vertreter der Orange-Lebensmittelgruppe, im Sommer natürlich Aprikosen, Pfirsiche und Nektarinen (die weißen Sorten deshalb lieber links liegen lassen). Meine absoluten Lieblinge: die essbaren Blütenblätter von Ringelblume und Kapuzinerkresse.

Orangefarbene Lebensmittel: Möhren, Kürbisse, Steckrüben, Süßkartoffeln, orangefarbene Paprikaschoten, Orangen, rosa Grapefruits, Mandarinen, Kumquats, Aprikosen, Pfirsiche, Nektarinen, Kakifrüchte, Kapstachelbeeren, Papayas, Maracujas, Ringelblumenblüten, Kapuzinerkresseblüten.

Die Farbe Gelb

In gelben Pflanzen wiederum steckt neben Carotinen (siehe Seite 122) ein Xanthophyll namens Zeaxanthin und auch das bereits mehrfach erwähnte Lutein findet sich hier (siehe Seite 119). Beide Farbstoffe sind im Zuge der Vorbeugung einer Makuladegeneration und des grauen Stars vermehrt im Gespräch.

Mais zum Beispiel ist ein guter Lieferant für diese Pflanzenfarbstoffe und bringt gleichzeitig auch noch B-Vitamine und Vitamin E mit. Probieren Sie auch aus Maismehl und -grieß gemachte Speisen wie zum Beispiel die Polenta-Scheiben im Rezeptteil zu diesem Kapitel. Der gelbe Reis sorgt dabei zusätzlich für leuchtende Farben auf dem Teller.

Die beiden beliebtesten exotischen Früchte mit gelben Farbstoffen sind Bananen und Ananas mit zusätzlich hohem Vitamin- und Mineralstoffgehalt.

Flavone, gelbe Farbstoffe, finden sich in Zitrusfrüchten. Sie gehören zur Gruppe der antioxidativ und entzündungshemmend wirkenden Flavonoide. Greifen Sie deshalb vermehrt zu diesen Früchten und verwenden Sie überall, wo es passt, geriebene oder geschnittene Zitronenschalen (natürlich von kontrolliert biologisch angebauten Früchten!).

Auch Quercetin ist ein gelber Farbstoff, der zu den Flavonoiden zählt, und beispielsweise in gelben Zwiebeln oder in den Schalen der Äpfel steckt.

Oft vergessen werden bei den Lebensmitteln mit pflanzlichen Farbstoffen die Gewürze. Den meisten fällt dazu sofort Curry ein – eigentlich eine Gewürzmischung, die ihre gelbe Farbe der Kurkumawurzel (»Gelbwurz«) verdankt. Der aktive, knallgelbe Farbstoff heißt Curcumin. (Weil sie deutlich preiswerter ist als Safran, heißt Kurkuma manchmal auch »Safran des kleinen Mannes«.) Was die enthaltenen sekundären Pflanzenstoffe betrifft, ist Kurkuma ein wahres Wundermittel. In der traditionellen indischen ayurvedischen Medizin seit Menschengedenken als Heilmittel verwendet, soll sie freie Radikale bekämpfen, entzündungshemmend und antibakteriell wirken. Sie stimuliert den Fluss der Gallenflüssigkeit und ist gut für die Leber. Durch einen blutverdünnenden und Homocystein senkenden Effekt soll sie Herzerkrankungen entgegenwirken. Auch die Senkung des Alzheimer- und Parkinson-Risikos werden ihr zugeschrieben. Bei indischen Bevölkerungsgruppen, die traditionell noch viel mit Curry würzen, werden beide Erkrankungen seltener beobachtet. Aus allen diesen Gründen – und weil sie einfach alle Speisen wunderbar sonnengelb färbt: Her mit dieser wunderbaren Ergänzung im Gewürzregal! Experimentieren Sie ruhig freizügig und streuen Sie Kurkuma auf alles, was Ihnen dafür geeignet erscheint. Weil sie gar keinen so starken Eigengeschmack hat und nicht für die Schärfe des Currypulvers verantwortlich ist, lässt sie sich wirklich sehr vielseitig verwenden. (Sicherlich wird es Sie nicht mehr sehr überraschen, wenn ich Ihnen sage, dass ich sie mir morgens öfter einmal ins Müsli mische – gemeinsam mit Zimt übrigens, dem ebenfalls heilsame Kräfte nachgesagt werden, besonders bei der Senkung des Blutzuckerspiegels. »Zimtkapseln«, die es allen Ernstes inzwischen ebenfalls als Nahrungsergänzungsmittel zu kaufen gibt, brauchen wir jedenfalls nicht zu schlucken. Pur und in gemahlener Form schmeckt Zimt so lecker, dass ich ihn keinesfalls missen möchte!)

In den Rezepten zu diesem Kapitel finden Sie einen mit viel Kurkuma und ein wenig Curry gewürzten »gelben Reis«, der die noch gelberen Polenta-Rauten begleitet. Guten Appetit!

Gelbe Lebensmittel und Gewürze: Mais, gelbe Zucchini, Butternuss-Kürbisse und andere gelbe Kürbisse, gelbe Paprikaschoten, gelbe Tomaten, gelbfleischige Zwiebeln, gelbe Bohnen, gelbe Erbsen, gelbe Stachelbeeren, gelbe Kiwis, gelbe Birnen, gelbschalige Äpfel, Zitronen, Bananen, Mangos, Ananas, Grapefruits, Sternfrüchte, Kurkuma, Safran.

Die Farbe Grün

»Grünzeug« ist der Spitzname für all das, was Veganerinnen und Veganer in der Vorstellung vieler Leute nur noch essen. Wir sollten es als Ehrenbezeichnung ansehen, denn es gibt kaum etwas mehr die Gesundheit Förderndes als pflanzliche Lebensmittel, in denen der grüne Farbstoff Chlorophyll vorherrscht. Wer weiß es noch aus dem Biologieunterricht? Chlorophyll sorgt für die berühmte Fotosynthese – einen biochemischen Umwandlungsprozess, durch den die Pflanzen aus dem Licht der Sonne Energie gewinnen –, die Grundvoraussetzung für alles Leben auf unserem Planeten! Kohlenstoffdioxid und Wasser werden zu Kohlenhydraten verwandelt, Sauerstoff wird an die Atmosphäre abgegeben. Beides sind die wichtigsten Baustoff- und Energiequellen, nicht nur für die Pflanzen, sondern auch für alle anderen Lebewesen.

Die enorme Power, die im Blattgrün steckt, können auch wir uns zunutze machen, indem wir täglich viele grüne pflanzliche Lebensmittel essen. Eine Überdosis kann es gar nicht geben!

Außer Chlorophyll enthalten grüne Pflanzen reichlich sekundäre Pflanzenstoffe wie die Carotiniode α- und β-Carotin und Lutein. Schließlich brauchen sie möglichst schlagkräftige Antioxidantien, um freie Radikale abzuwehren, die sich bilden, wenn Sonnenlicht mit Chlorophyll zusammentrifft. Je dunkelgrüner das Gemüse, desto mehr Chlorophyll ist vorhanden und desto größer der antioxidative Bedarf. Deshalb gilt bei der Auswahl grüner Lebensmittel die Faustregel »je dunkelgrüner, desto besser«, denn was in den Pflanzen gegen freie Radikalen wirkt, schützt auch unsere Zellen.

Wie effektiv dies im Zusammenspiel von Vitaminen, Mineralstoffen und sekundären Pflanzenstoffen geschieht, wurde in wissenschaftlichen Studien nachgewiesen. Dies gilt für den Schutz vor Herzerkrankungen und die Verringerung des Krebsrisikos ebenso wie für die Stärkung des Immunsystems und der Knochen, die Senkung des Cholesterinspiegels und die Linderung von rheumatoider Arthritis, womit wir längst noch nicht alles aufgezählt haben.

Da viele der im »Grünzeug« enthaltenen Antioxidantien fettlöslich sind, sollten Sie sich auch hier angewöhnen, stets ein wenig gutes Fett hinzuzufügen. Das braucht aber nicht unbedingt in Form von Öl zu geschehen. Eine Handvoll Nüsse reicht für diesen Zweck völlig aus und erlaubt Ihnen, zugleich die wertvollen Inhaltsstoffe der Nüsse zu nutzen.

Um das in dunkelgrünem Gemüse reichlich vorhandene pflanzliche Eisen zu nutzen, sollten Sie es außerdem mit Vitamin-C-haltigen Dingen kombinieren. Im Salat auf Seite 131 besorgen dies die Himbeeren und Mangos im farbenfrohen Dressing. Andere praktische Vitamin-C-Quellen sind zum Beispiel klein geschnittene Paprika im Salat sowie Sanddorn- oder Hagebuttenmark im Dressing.

Neben Eisen enthalten grüne (Blatt-)Gemüse auch noch weitere lebenswichtige Mineralstoffe wie Kalzium, Kalium und Magnesium sowie unter anderem die Vitamine C, E, K, viele B-Vitamine und die wertvolle Folsäure.

All dies gilt besonders unter der Voraussetzung, dass Gemüse und Obst nicht erst tagelang im Gemüsefach des Kühlschranks vor sich hinwelken, sondern möglichst frisch und häufig auch roh gegessen werden.

Alles, was eine genießbare grüne Schale hat (wie Gurken und Zucchini) sollte möglichst nur gewaschen und nicht geschält werden. (Auch aus diesem Grund Biogemüse bevorzugen!) Für Früchte mit nicht genießbarer Schale (wie Avocado oder Melone) gilt dies natürlich nicht.

Wer sich den großen Gesundheitsnutzen erst einmal bewusst gemacht hat, wird ziemlich kreativ beim Erfinden neuer Möglichkeiten, Grünes in den Speiseplan zu integrieren. Einen wahren Boom haben grüne Smoothies ausgelöst, die sich endlos variieren lassen und einfach immer supergesund sind. Und vergessen Sie nicht, möglichst überall frische Kräuter aufzustreuen, die ebenfalls viele gesundheitsfördernde Inhaltsstoffe mit auf Ihren Esstisch bringen. So wird aus dem belächelten »Grünzeug« das gesündeste »Powerfood« aller Zeiten!

Grüne Lebensmittel: Brokkoli, Rosenkohl, Wirsing, Grünkohl, grüner Spargel, Erbsen, Zuckererbsen, Spinat, Mangold, grüne Bohnen, Feldsalat, Rucola, Romanasalat, Chinakohl, Artischocken, Stangensellerie, Gurken, grüne Zucchini, Fenchel, Frühlingszwiebeln, grüne Paprikaschoten, grüne Peperoni, Okraschoten, Avocados, Limetten, grüne Trauben, grüne Melonen, Kiwis, grüne Äpfel, grüne Birnen, Pistazienkerne, Kürbiskerne, frische Kräuter wie Kresse, Basilikum, Koriander, Petersilie, Salbei, Thymian, Oregano, Majoran, Schnittlauch, Minze, Löwenzahn oder Estragon, grüne Oliven, grüne Nudeln (mit Spinat gefärbt), grüner Tee.

Die Farben Blau, Violett und Schwarz

Blaue, violette und schwarze pflanzliche Lebensmittel verdanken ihre gesundheitsfördernde Wirkung dunklen Farbpigmenten, die als Antioxidantien für die Pflanze wie ein starker Sonnenschutzfaktor wirken. Sie absorbieren sichtbares Licht und geben Teile der Strahlungsenergie als Wärme ab, damit das UV-Licht der Sonne die Proteine in den Zellen und die DNA in den Zellkernen nicht schädigen kann. Ihre Färbung kann sich je nach dem pH-Wert in der Umgebung verändern und deshalb von Dunkellila über Rosa bis Gräulich reichen, weshalb sich manche Lebensmittel auch nicht eindeutig einer Farbnuance zuordnen lassen und hier in einer Kategorie zusammengefasst sind. (Mit säuerlichen Zutaten wie etwas Essig oder Orangensaft lässt sich daher die strahlende Farbe zum Beispiel bei Radicchio stabilisieren – ein guter Trick beim Anrichten von Salaten.)

Die bekanntesten Farbpigmente dieser Art sind die Anthocyane, zum Beispiel in Auberginen, und Resveratrol, zum Beispiel in roten Trauben.

Schöne, neue Geschmackserlebnisse kann sich verschaffen, wer die bisher vielleicht noch weniger bekannten blauen Varianten »alltäglicher« Gemüsearten in seinen Speiseplan einbaut oder zum Beispiel seine Gäste mit einem Püree oder Salat aus lila Kartoffeln oder mit Tortillas aus blauem Mais verblüfft. Gerade die lila Kartoffeln sind auch ganz leicht selbst anzubauen (manche haben nur lila Schalen und helles Fruchtfleisch, andere sind durch und durch lila gefärbt). Und auch eine lila Blumenkohlsuppe ist eine echte Überraschung und kann sehr lecker schmecken.

Auch blaue, essbare Blüten sind eine tolle Bereicherung, zum Beispiel die leuchtend blauen Borretschblüten, die sich äußerst dekorativ auf Salate, Kuchen und Nachspeisen setzen lassen. Und natürlich dürfen auch die wunderbar duftenden Lavendelblüten nicht fehlen – im Obstsalat, im Sojajoghurt oder auf dem Tofukuchen.

Von allen blauen Lebensmitteln gelten Blaubeeren (Heidelbeeren) als ganz besonderes »Powerfood«, weil sie außer verschiedenen anderen Antioxidantien und viel Vitamin C eine Anzahl verschiedener Anthocyane in hoher Konzentration enthalten. Im Gegensatz zu den Waldheidelbeeren enthalten Kulturheidelbeeren die blauen Farbstoffe nur in der Außenhaut und nicht auch im Fruchtfleisch. Der Vorteil ist, dass Finger, Lippen und Zähne sich nicht blau verfärben, im direkten Vergleich sind die Waldheidelbeeren aber die gesünderen. Auch schwarze Johannisbeeren, Kirschen und Brombeeren enthalten Anthocyane. Beim regelmäßigen Verzehr all dieser Früchte kann das Risiko für bestimmte Krebsarten gemindert werden. Zahlreichen Erfahrungsberichten, zum Beispiel von Piloten, zufolge verbessern Anthocyane zudem das Nacht- und Dämmerungssehen. Eine Auswertung der bisherigen Forschung zum Thema durch das Institut für Komplementärmedizin der Universität Exeter in Großbritannien bestätigte dies immerhin für die Hälfte der geprüften Studien. Für alle, die Probleme mit dem Nachtsehen haben, wäre dies also einen Selbstversuch wert. Auf der Liste der gesundheitsfördernden Lebensmittel stehen die blauen Früchtchen ganz weit oben. Deshalb sollten auch Sie immer wieder Blaubeeren essen – wie wäre es zur Abwechslung mal mit dem veganen Blaubeerkuchen im Rezeptteil zu diesem Kapitel auf Seite 135?

▷ **Blaue Lebensmittel:** Blaubeeren, blauer Mais, Borretschblüten.
▷ **Violette Lebensmittel:** Auberginen, lila Blumenkohl, lila Kartoffeln, violette Möhren, Radicchio, Rotkohl, rote Quinoa, roter Reis, Feuerbohnen, Pflaumen, Zwetschgen, rote Trauben, Lavendelblüten.
▷ **Schwarze Lebensmittel:** schwarze Bohnen, Beluga-Linsen, schwarze Quinoa, Wildreis, schwarze Johannisbeeren, Brombeeren, dunkle Kirschen, Trockenpflaumen, Holunderbeeren, schwarze Oliven, Zuckerrübensirup, Melasse, schwarzer Tee.

Den eigenen Weg finden und dabei auf die innere Stimme hören

Mit der Ernährungspyramide und dem Vegan-Regenbogen haben Sie nun zwei ebenso einprägsame wie einfache Bilder zur Hand, mit denen Sie Ihre Lebensmittelauswahl zielsicher navigieren können.

Auf diese Weise finden Sie ganz leicht zu einem optimalen Ernährungsstatus, der immer dann gegeben ist, wenn sich Nährstoffaufnahme und Nährstoffbedarf die Waage halten.

Dies nun für sich selbst herauszufinden und auch nachzuspüren, welche Lebensmittel Ihnen subjektiv am meisten gut tun, ist jetzt Ihre angenehme Aufgabe. Sie zu erledigen, macht Spaß und schmeckt gut. Und ganz nebenbei erreichen Sie auch noch drei wichtige Ziele: Sie decken Ihren Nährstoffbedarf, verringern das Risiko, ernährungsabhängige Erkrankungen zu entwickeln, und stützen sich dabei auch noch auf aktuelle wissenschaftliche Ergebnisse.

Viel Spaß dabei!

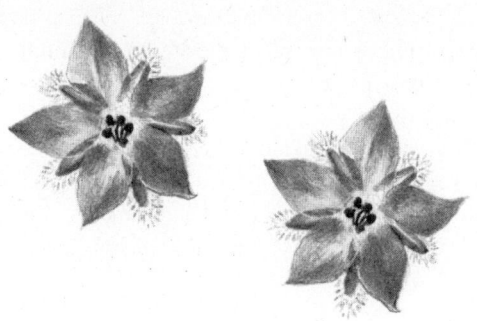

5 Rezepte, die Farbe bekennen

Möhrensuppe mit Apfel und Ingwer

Mehr Orange geht kaum! Ein Blick in den Suppentopf macht klar, wie viele gesundheitsfördernde Farbstoffe diese Suppe enthält – jeder Löffel wahres Powerfood!

2 Schalotten
500 g Möhren
1 mittelgroßer Apfel
2 EL Olivenöl
2 – 3 TL Ingwer, frisch gerieben
1 l Gemüsebrühe
1 TL Orangenschale, frisch gerieben
1 – 2 TL Limettensaft
Salz
Pfeffer
einige Stängel Schnittlauch

- Schalotten schälen und fein hacken.
- Möhren putzen und in Scheiben schneiden. Apfel schälen, entkernen und würfeln.
- Schalotten im Öl glasig dünsten, Möhrenscheiben, Apfelwürfel und geriebenen Ingwer zugeben und unter ständigem Rühren 2 – 4 Minuten mitdünsten lassen. Mit Gemüsebrühe ablöschen.
- Geriebene Orangenschale in die Suppe einrühren und zum Kochen bringen. Bei geringer Hitze etwa 30 Minuten leise köcheln lassen, bis die Möhren gar sind.
- Suppe mit dem Pürierstab pürieren und mit Limettensaft, Salz und Pfeffer abschmecken.
- Schnittlauchstängel in feine Röllchen schneiden.
- Suppe auf Teller geben und mit dem Schnittlauch garnieren.

Dunkelgrüner Salat mit Mango-Himbeer-Dressing

Ein supergesunder Salat mit knalligem Farbkontrast. Dunkelgrün und pink – vielleicht der nächste Modetrend?

Für das Dressing:
3 reife Mangos
150 g Himbeeren, frisch oder tiefgefroren
1 EL Agavendicksaft
1 TL Obstessig
1 EL Dijonsenf
1 TL Leinsamen, geschrotet

Für den Salat:
2 Stängel Grünkohl
100 g junge Spinatblätter
100 g Mangold (am liebsten natürlich rotstieliger)
1 kleiner Kopf Romanasalat
1 kleine rote Zwiebel
1 Bund Radieschen
1 Handvoll frische Sprossen
1 Handvoll Walnusskerne

- Für das **Dressing** die Mangos schälen und das Fruchtfleisch von den Kernen schneiden.
- Mangostücke zusammen mit den anderen Zutaten in einen starken Mixer geben und so lange mixen, bis eine glatte Sauce entsteht.
- Dressing in eine schöne Sauciere geben und während der Zubereitung des Salats stehen und eindicken lassen. (Saucenreste lassen sich in einem verschraubbaren Glas einige Tage im Kühlschrank aufbewahren.)
- Für den **Salat** Grünkohl, Spinat, Mangold und Romanasalat putzen und – bis auf den Mangold – von den Stielen befreien. In schmale Streifen schneiden und in eine große Salatschüssel geben.
- Zwiebel schälen und fein hacken. Radieschen halbieren und in dünne Scheiben schneiden. Zwiebel, Radieschen, Sprossen und Walnusskerne unter den Salat mischen.
- Dressing und Salat separat servieren.

Polenta-Rauten mit gelbem Reis

Ein wahrhaft sonnengelbes Gericht und der reinste Augenschmaus!

Ein guter Tipp: Sowohl der Mais als auch die Polenta lassen sich problemlos im Voraus vorbereiten und brauchen dann nur noch in den Reis gerührt beziehungsweise geschnitten und gebraten zu werden.

Natürlich lässt sich das Gericht auch mit braunem Vollkornreis zubereiten, aus optischen Gründen würde ich hier jedoch einmal einen hellen *parboiled* Reis empfehlen.

Für die Polenta-Rauten:
1 l Wasser
1 TL Salz
Pfeffer
1 TL Thymian, getrocknet
250 g gelber Maisgrieß (für Polenta)
Olivenöl zum Braten

Für den gelben Reis:
2 frische Maiskolben
Salz
1 große Zwiebel
1 EL Olivenöl
300 g Reis (parboiled, Langkorn)
2 TL Kräuter der Provence
½ TL Kurkuma, gemahlen
¼ TL Currypulver
750 ml Gemüsebrühe
Pfeffer

- Für die **Polenta-Rauten** Wasser mit Salz, etwas Pfeffer und Thymian aufkochen.
- Maisgrieß einrühren und bei geringer Hitze etwa 10 Minuten leise köcheln lassen.
- Den Brei etwas abkühlen lassen, etwa 1 cm dick auf ein Backblech, ein großes Holzbrett oder den Boden einer breiten Auflaufform streichen und fest werden lassen.
- Polenta in Rauten schneiden und – während der Reis gart – von beiden Seiten in heißem Olivenöl goldbraun braten.

- Für den **gelben Reis** die Maiskolben in Salzwasser etwa 15 – 20 Minuten garen und abkühlen lassen. Maiskolben senkrecht halten und mit einem scharfen Messer die Körner abschneiden.
- Während der Mais gart, Zwiebel schälen, fein hacken und in einem Topf im Olivenöl glasig dünsten.
- Reis, Kräuter, Kurkuma und Curry zugeben und einige Minuten mitdünsten lassen. Gemüsebrühe zugießen und den Reis 15 – 20 Minuten leise köcheln lassen, bis er gar ist und die Flüssigkeit aufgesogen hat.
- Gegarte Maiskörner unter den Reis mischen und mit Salz und Pfeffer abschmecken.
- Den Reis zu den gebratenen Polenta-Rauten servieren.

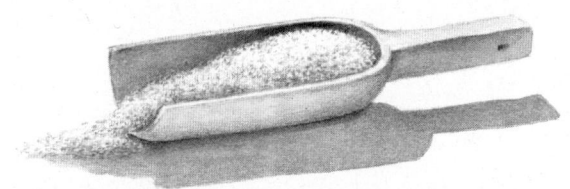

Rote Kritharaki-Pfanne

Die typisch griechischen, reiskornförmigen Kritharaki-Nudeln (meist im internationalen Regal oder auch bei den Nudeln zu finden) machen in diesem mediterran anmutenden Pfannengericht eine richtig gute Figur. Weil sie so fix gar sind, ist dies ein ganz besonders praktisches, schnelles Rezept – und es ist sehr schön ROT!

1 große Zwiebel
1 Knoblauchzehe
200 g Champignons
1 rote Paprikaschote
2 EL Olivenöl
350 g Kritharaki-Nudeln
750 ml Gemüsebrühe
5 EL Tomatenmark
1 TL Kräuter der Provence
10 Cherrytomaten
10 schwarze Oliven, entsteint

- Zwiebel und Knoblauchzehe schälen und fein hacken.
- Champignons putzen und in Scheiben schneiden, Paprikaschote halbieren, entkernen und in lange Streifen schneiden.
- Zwiebel und Knoblauch in eine große Pfanne geben und im Olivenöl glasig dünsten. Champignons und Paprikastreifen zugeben und einige Minuten mitdünsten lassen. Ab jetzt nicht mehr rühren!
- Nudeln einstreuen, aber nicht unterrühren.
- Gemüsebrühe mit Tomatenmark und Kräutern vermischen und zugießen.
- Cherrytomaten und schwarze Oliven auf der Masse verteilen, Pfannendeckel auflegen und 10 – 12 Minuten leicht köcheln lassen, bis die Nudeln weich sind.
- Pfanne von der heißen Herdplatte nehmen und das Gericht bei offenem Deckel noch einige Minuten ziehen lassen.

Superschneller Blaubeerkuchen

Ein fixer Sommerkuchen, dem niemand die fehlenden Eier anmerkt. Wett-gemacht werden sie durch Wasser und ein wenig mehr Backpulver als üblich. Außerdem ein schönes Beispiel für die Verwendung blauer Früchte in der Küche. Je nach Angebot können Sie hier gern andere Beeren (auch tiefge-kühlte) verwenden – um annähernd in der Farbe zu bleiben, zum Beispiel schwarze Johannisbeeren oder Brombeeren.

Für den Teig:
200 g Weizenvollkornmehl
4 TL Backpulver
100 g Vollrohrzucker
200 ml Wasser
6 EL Distelöl
etwas Öl für die Form
etwas Mehl oder Semmelbrösel für die Form

Als Belag:
250 g Blaubeeren

- Backofen auf 180 °C vorheizen.
- Alle Zutaten für den **Teig** mit dem Handrührgerät zu einem lockeren Teig vermixen.
- Eine Form einfetten und leicht mit Mehl oder Semmelbröseln bestreuen.
- Teig in die Form geben und glatt streichen. Mit den Beeren belegen.
- Kuchen 20 – 25 Minuten backen.
- Auskühlen lassen, fertig!

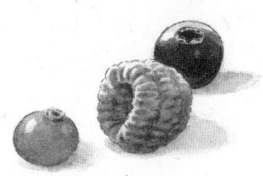

5 am Tag

Neben der Ernährungspyramide und dem Vegan-Regenbogen gibt es noch ein weiteres einprägsames Bild, das hilft, sich rundum gesund und ausgewogen zu ernähren: 5 am Tag.

Drei Portionen Gemüse und zwei Portionen Obst täglich, so lautet die Empfehlung, die unter anderem von der Deutschen Gesellschaft für Ernährung (DGE) und der Deutschen Krebsgesellschaft ausgesprochen wurde. Insgesamt 600 Gramm sollten es ungefähr sein, um den Körper optimal zu versorgen. Je bunter und abwechslungsreicher der Speiseplan gestaltet wird, umso besser. Denn jede Gemüse- und Obstart hat andere wertvolle Inhaltsstoffe zu bieten (wie wir beim Vegan-Regenbogen schon gesehen haben).

Eine Portion Gemüse kann beispielsweise sein:

▷ 1 große Tomate, 1 Paprikaschote oder 1 kleiner Kohlrabi,

▷ 2 Hände voll klein geschnittene Möhren oder Blattsalat,

▷ 1 Handvoll Linsen, Erbsen oder andere Hülsenfrüchte (trocken),

▷ 2 Hände voll tiefgekühlter Spinat oder Brokkoli,

▷ 2 Hände voll Champignons (etwa 125 Gramm),

▷ 1 Handvoll Sauerkraut oder anderes milchsaures Gemüse,

▷ 1 Glas Möhren- oder anderer Gemüsesaft.

Eine Portion Obst kann beispielsweise sein:

▷ 1 Apfel, 1 Orange oder 1 Pfirsich,

▷ 2 Hände voll Beeren (auch tiefgekühlt) oder Trauben,

▷ 4 EL Fruchtkompott ohne Zucker oder leicht gesüßt,

▷ 5 getrocknete Aprikosen oder andere Trockenfrüchte,

▷ ½ Handvoll Nüsse,

▷ 1 Glas Orangensaft oder anderer Fruchtsaft,

▷ 1 Glas Smoothie.

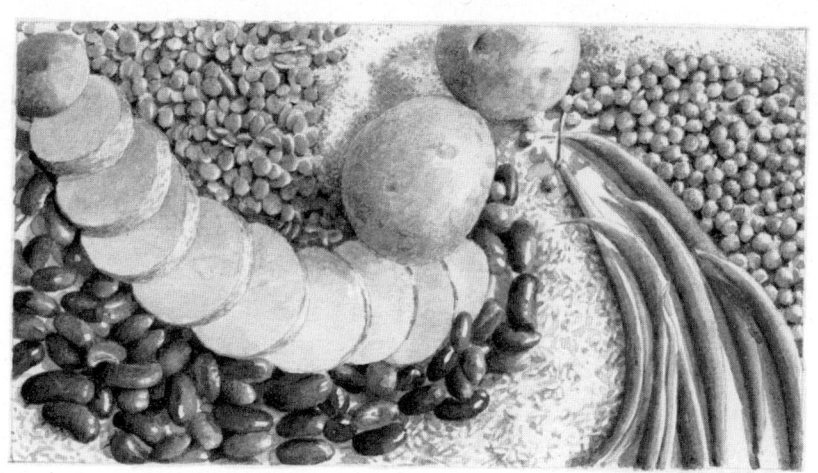

Protein-Profi werden und auf Glyxsuche gehen

Wenn wir uns jetzt der Versorgung mit einzelnen Nährstoffen zuwenden, sollten wir uns als Erstes einmal grundsätzlich klarmachen, dass hinsichtlich vieler der Stoffe, bei denen für Veganerinnen und Veganer ein möglicher Mangel befürchtet wird, auch bei weiten Teilen der Normalbevölkerung die Versorgung kritisch gesehen werden kann. Das gilt zum Beispiel für Jod, da wir hierzulande – ob nun vegan oder nicht – alle gemeinsam in einem Jodmangelgebiet leben. Es gilt für das knochengesunde Vitamin D, an dem im Winter wegen des raren Sonnenlichts in unseren Breiten für alle Mangel herrscht. Und es gilt in Teilen sogar für das für Veganerinnen und Veganer tatsächlich kritische Vitamin B_{12}, weil dessen Aufnahme auch für Mischköstlerinnen und -köstler im Alter schwieriger wird. (In den Kapiteln über Vitamine und Mineralstoffe ab Seite 157 und 181 werden wir auf diese drei Nährstoffe noch einmal ausführlicher eingehen.)

Gleichzeitig spricht für die vegane Ernährung gerade auch die Tatsache, dass sie eine Überversorgung mit manchen Nährstoffen elegant umschifft. Zu diesen Nährstoffen gehört, wie man heute weiß, auch das Protein (auch Eiweiß genannt).

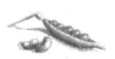

Jahrelang wurde Veganerinnen und Veganern vorgehalten, wer auf Fleisch, Milchprodukte und Eier verzichte, nehme nicht genug oder nur minderwertiges Eiweiß zu sich. Heute hören wir von höchst offizieller Stelle, dass gerade die an Eiweiß (und Fett) viel zu reiche Durchschnittskost für viele Zivilisationskrankheiten mitverantwortlich sei. So wirkt sich eine dauerhaft überhöhte Proteinzufuhr zum Beispiel auf den Kalziumhaushalt nachteilig aus und begünstigt die Entstehung von Osteoporose. Die gesundheitlichen Vorteile der veganen Kost wiederum scheinen gerade darauf zu beruhen, dass nicht Eiweiß und Fett, sondern Kohlenhydrate und Ballaststoffe im Vordergrund stehen.

Was hat es mit der »Wertigkeit« von Proteinen auf sich?

Was das angeblich »minderwertige« Eiweiß in pflanzlichen Lebensmitteln angeht, hat sich inzwischen allgemein herumgesprochen, dass die Proteine einzelner Pflanzen für eine vollständige Deckung des Eiweißbedarfs zwar ungeeignet sein mögen, Veganerinnen und Veganer aber selten ein pflanzliches Lebensmittel allein verzehren, sondern bei so gut wie jeder Mahlzeit (und erst recht im Laufe eines Tages) Proteine verschiedener Herkunft (zum Beispiel Haferflocken mit Sojadrink zum Frühstück und Hülsenfrüchte und Getreide zum Mittagessen) kombinieren. So können sich die verschiedenen Eiweißbausteine gegenseitig ergänzen und zu einer ausreichenden Bedarfsdeckung zusammenfügen – eine abwechslungsreiche und vielseitige Lebensmittelauswahl natürlich vorausgesetzt.

Gerade traditionelle Gericht erfüllen das Ziel der geschickten Aminosäuren-Kombination oft auf ebenso wunderbare wie ideale Weise, zum Beispiel Falafel mit Fladenbrot, Bohnen mit Maistortillas, Linsen mit Kartoffeln oder mit Spätzle. (Probieren Sie zum Beispiel die Tacos mit Hackbällchen »Schwarze Bohne« auf Seite 84.)

Die für den menschlichen Organismus wichtigen Proteine setzen sich aus 20 verschiedenen Aminosäuren zusammen. Neun davon kann der menschliche Organismus nicht selbst herstellen, muss sie also mit der Nahrung aufnehmen. Doch diese sogenannten essentiellen Aminosäuren sind nicht nur in tierischen, sondern auch in pflanzlichen Lebensmitteln enthalten. Und die pflanzlichen haben den großen Vorteil, dass sie – anders als die tierischen – nicht auch noch reichlich gesättigte Fett-

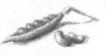

säuren im Gepäck haben, die Herz-Kreislauf-Erkrankungen begünstigen können.

Wird von der biologischen Wertigkeit von Proteinen gesprochen, geht es um deren Qualität, die umso höher ist, je stärker das Aminosäuremuster dem Bedarf des Menschen entspricht. Je höher die biologische Wertigkeit des Proteins ist, umso niedriger ist die Menge, die davon gegessen werden muss, um den Bedarf zu decken. Und umgekehrt: Bei günstiger biologischer Wertigkeit müssen weniger als die empfohlenen 0,8 g Protein / kg Körpergewicht als Minimalbedarf gegessen werden.

Zum Glück besitzen viele pflanzliche Lebensmittel eine hohe Wertigkeit (zum Beispiel Kartoffeln, Bohnen, Reis, Soja, Roggen), die durch geschickte Kombination noch weiter aufgewertet werden kann und so an die biologische Wertigkeit tierischen Proteins heranreicht oder diese teilweise sogar übertrifft.

Bewährte pflanzliche Proteinlieferanten

Wir haben die Auswahl aus einer großen Bandbreite wertvoller pflanzlicher Eiweißquellen. Dazu gehören vor allem Hülsenfrüchte wie zum Beispiel Linsen, Bohnen, Erbsen oder auch Kichererbsen, die den großen Vorteil haben, dass sie sich getrocknet lange aufbewahren lassen und deshalb auch im Winter häufig zum Einsatz kommen können. Leider hat die traditionelle Vorratskammer hierzulande nur wenige Bohnen- und Linsensorten im Repertoire. Es lohnt sich daher, in ausländischen Lebensmittelgeschäften nach ausgefalleneren Sorten Ausschau zu halten. Aber auch im Naturkostladen findet sich inzwischen eine breitere Auswahl in Bio-Qualität.

Weil sie aus einer Hülsenfrucht, nämlich der Sojabohne, gewonnen werden, gehören selbstverständlich auch Tofu und alle anderen Sojaprodukte zu den wertvollen Eiweißquellen.

Aber auch Kartoffeln sowie alle Getreidearten wie Hirse, Grünkern oder Vollkornreis und daraus gewonnene Vollkornprodukte, wie Vollkornnudeln, Getreideflocken oder Vollkornbrot, gehören in diese Kategorie. Der aus Weizen gemachte Seitan ist ein ebenso fettarmer Proteinlieferant, der sich, wie auf Seite 76 erklärt, in der Küche ebenfalls sehr vielseitig verwenden lässt.

139

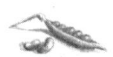

Falls Sie sie noch nicht kennen, sollten Sie unbedingt auch einmal die sogenannten Pseudogetreide probieren, zum Beispiel die Körner der Quinoapflanze (ausgesprochen: Kienwah). (Von »Pseudogetreide« spricht man, wenn die Pflanze nicht wie alle »echten« Getreidearten zur Familie der Süßgräser gehört.) Das Protein der traditionellen Kulturpflanze der Anden ist in seiner Zusammensetzung hochwertiger als die hierzulande verwendeten Getreidearten. Neben Proteinen enthält Quinoa aber auch reichlich Kalzium, Kalium, Vitamin E und B-Vitamine. Die kleinen hirseähnlichen Körner lassen sich wie Reis ganz problemlos zubereiten, schmecken salzig wie süß gleichermaßen gut und halten aufgrund ihrer komplexen Kohlenhydrate lange satt. Probieren Sie im Sinne des »Vegan-Regenbogens« auch die roten und schwarzen Quinoasorten. Weil die Körner beim Kochen so schön weich werden, ist Quinoa das Lieblingskorn vieler Kinder. Wegen der Bitterstoffe auf der Schale sollten die kleinen Körner vor der Verwendung heiß abgespült werden. (Weil sie auch nach dem Abspülen eventuell noch Spuren der Bitterstoffe enthalten können, sollten Kinder unter zwei Jahren, die diese nicht gut vertragen, Quinoa lieber nicht essen.)

Ein schönes Beispiel für die praktische Verwendung in der Küche ist das Quinoa-Blumenkohl-Püree auf Seite 154.

Proteinlieferanten sind auch alle Nüsse und Samen – und damit auch Nussmuse wie Mandel-, Erdnuss- oder Haselnussmus (umwerfend lecker zum Beispiel im Müsli oder mit Marmelade auf Brot!). Eher herzhaft schmeckt Sesammus (Tahin), eine tolle Alternative zu Margarine. (Ein Rezept für selbst gemachtes Tahin und ein Tahin-Salatdressing finden Sie unter den Rezepten auf Seite 150.)

Weil sie viel Fett enthalten, sollten Nüsse nicht unbegrenzt geknabbert werden. Andererseits ist dieses Fett besonders wertvoll und wird zunehmend mit der herzgesunden Eigenschaft der veganen Ernährung in Verbindung gebracht. Außer Protein und »guten Fetten« liefern Nüsse Folsäure, Vitamin E, sekundäre Pflanzenstoffe und viele Mineralstoffe wie Kalzium, Magnesium, Eisen und Zink. Empfohlen sind täglich 30 bis 60 Gramm – lecker als Snack aus der Hand, im Müsli, auf Salat oder als knackiges i-Tüpfelchen auf einem Hauptgericht.

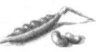

Pflanzliche Proteinquellen

▷ *Hülsenfrüchte:* Sojabohnen, Linsen, Erbsen, Kidneybohnen, Kichererbsen, weiße Bohnen, schwarze Bohnen usw.

▷ *Kartoffeln:* alle mehligkochenden und festkochende Sorten

▷ *Getreide und Getreideprodukte:* Roggen, Grünkern, Reis, Haferflocken, Vollkornnudeln, Seitan (aus Weizen gewonnen), Weizengrieß usw.

▷ *Pseudogetreide:* Amarant, Quinoa, Buchweizen usw.

▷ *Gemüse:* vor allem Brokkoli und Rosenkohl, Gemüsemais, Pilze, Blumenkohl, Spinat, grüne Bohnen usw.

▷ *Nüsse und Samen (auch Nussmuse):* Erdnüsse, Sonnenblumenkerne, Hanfsamen, Mandeln, Pistazien, Hasel-, Para- und Walnüsse usw.

▷ *Sojaprodukte:* Sojagranulat, Sojaschnetzel, geröstete Sojakerne, Räuchertofu und Tempeh (fermentiertes Sojaprodukt), Tofu, Sojajoghurt usw.

Empfohlen wird eine tägliche Proteinzufuhr von 0,8 g pro kg Körpergewicht. Wer 70 kg wiegt, sollte also – über den Tag verteilt – 56 g Protein zu sich nehmen. (Während des Wachstums sowie in der Schwangerschaft und Stillzeit sollten es mehr sein.)

Bei der Bewertung der verschiedenen pflanzlichen Proteinquellen ist natürlich auch zu beachten, dass Nüsse und Samen zwar vergleichsweise viel Protein, aber auch relativ viel Fett enthalten, daher sollten Sie sich auf die empfohlene kleine Handvoll mehrmals pro Woche beschränken. Verschiedene Gemüsearten wie Rosenkohl und Brokkoli haben zwar deutlich weniger Protein pro 100 Gramm, sind aber auch viel kalorienärmer und Sie können deutlich größere Mengen mit Genuss und Gewinn verzehren. Am klügsten ist es, alle Eiweißquellen in bunter Reihenfolge abzuwechseln und zu kombinieren.

Noch einmal »Fleischersatzprodukte«

An dieser Stelle noch einmal ein paar Worte zu Fertigprodukten aus Tofu, Soja- oder Weizeneiweiß, die derzeit in allen Supermärkten aus den Kühlregalen sprießen und von vielen als »alternative Eiweißquellen« genutzt werden. Nicht alle diese Produkte sind so gesund, wie die Werbung verspricht – und längst nicht alle sind vegan. (Zum Beispiel werden »Schnitzel« und Ähnliches aus Milcheiweiß angeboten.)

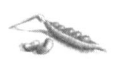

Ein Test fleischfreier »Bratwürste« durch den »Verein für Konsumenteninformation (VKI)« zeigte außerdem, dass sie oft genug einen bedenklich hohen Salzanteil haben und auch die Fettwerte eher hoch angesiedelt sind. Nur wenige Produkte konnten mit »gut« bewertet werden. Vor allem die in den Fertigprodukten verarbeiteten Sojabohnen hatten lange Transportwege hinter sich, denn sie stammten zum Teil aus China und dort aus industriellem Sojaanbau. Alle Produkte waren stark verarbeitet und mit reichlich Aromastoffen und Gewürzextrakten aufgepeppt.

Fazit: Wer mal solche Würstchen isst, wird nicht gleich umkippen, und sollte sie beim Grillfest auch ruhig mal genießen. Auf Dauer ist man aber gut beraten, auch hier auf Bioware zurückzugreifen und sich darüber hinaus nach vollwertigeren Eiweißquellen umzuschauen. (In diesem Kapitel haben wir ja gesehen, dass es da reichlich Auswahl gibt.) Zur Deckung des täglichen Eiweißbedarfs sind Fast-Food-Produkte auf Dauer jedenfalls eher nicht geeignet.

Immer genug essen!

Wichtig ist auch, vollwertige Eiweißquellen in ausreichender Menge zu essen. Ein echter Proteinmangel spielt in den Industrieländern heute zwar keine Rolle mehr, aber bei einer zu niedrigen Energieaufnahme wird körpereigenes Protein zur Energiegewinnung abgebaut, was vor allem bei vegan lebenden Frauen durchaus schon beobachtet wurde. Und da Proteine für Aufbau, Funktion und Stoffwechsel der Zellen wichtig sind, kann ein Mangel zu geschwächter Immunabwehr und Wundheilung, bei Kindern auch zu Entwicklungsverzögerungen und mentalen Beeinträchtigungen führen. Bei Verzehrstudien lagen Veganerinnen und Veganer teilweise am unteren Ende oder gar leicht unter den Zufuhrempfehlungen. Deshalb lautet ein immens wichtiger Ratschlag: immer genug essen und kein Untergewicht riskieren! Auch Untergewicht kann gesundheitsschädigend sein und bei einer abwechslungsreichen pflanzlichen Kost brauchen Sie keine Angst zu haben, dick zu werden. Halten Sie sich an den Satz der Ernährungswissenschaftler Claus Leitzmann und Markus Keller: »Auch mit einer veganen Kost lässt sich eine ausreichende Proteinversorgung sicherstellen, wenn auf eine breite Auswahl pflanzlicher Proteinquellen und eine ausreichende Nahrungsenergiezufuhr geachtet wird.«

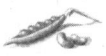

Und werten Sie diesen Satz als gute Nachricht: Sie dürfen sich jederzeit satt essen und brauchen sich nichts vom Mund abzusparen!

Sportliche Vorbilder

In Zeiten des Wachstums (Kindheit, Pubertät) sowie in der Schwangerschaft und Stillzeit müssen Sie dann noch einmal ganz bewusst und verstärkt pflanzliche Proteinquellen anzapfen. Nehmen Sie sich vor, in jeder Mahlzeit mindestens zwei zuverlässige Lieferanten unterzubringen, zum Beispiel zum Frühstück Müsli mit Mandelmus und Amarant-Poppies, zum Mittagessen Linsen mit Brokkoli und Räuchertofu, zum Nachmittagstee Sojajoghurt mit Sonnenblumenkernen und Walnüssen und zum Abendessen Vollkornbrot mit Soja-Brotaufstrich.

Wenn Sie sportlich besonders aktiv sind, können Sie sich zusätzlich einen »Eiweißriegel« zum Beispiel aus Quinoa, gemahlenen Mandeln, pürierten Datteln und Sesamsamen selbst zusammenkneten und so für gezieltes Muskelfutter sorgen.

Zahlreiche vegane Spitzensportlerinnen und -sportler haben bewiesen, dass auch bei pflanzlicher Ernährung Höchstleistungen möglich sind. Ja, viele von ihnen geben sogar zu Protokoll, gerade durch diese Ernährung an Vitalität und Leistungsfähigkeit gewonnen zu haben. Beispiele hierfür sind Edwin Moses (viermaliger Weltrekordler im Hürdenlauf), John Salley (NBA-Basketballstar), Martina Navratilova (langjährige Nummer Eins im Damentennis), Brendan Brazier (professioneller Ironman-Triathlet) und, und, und ... Die Liste ließe sich noch lange fortsetzen.

Und wie ist es mit den Kohlenhydraten?

Neben Proteinen gehören Kohlenhydrate und Fette zu den Hauptnährstoffen. Kohlenhydrate versorgen die Zellen mit Energie und sind deshalb für den Körper ganz besonders wichtig. Studien über die Versorgung von Veganerinnen und Veganern mit den Hauptnährstoffen zeigen bei ihnen im Vergleich zu ovo-lakto-vegetarisch und per Mischkost ernährten Bevölkerungsgruppen eine niedrigere Zufuhr an Fett und Protein sowie eine höhere Zufuhr an Kohlenhydraten. Von allen Gruppen erreichen sie am ehesten die empfohlenen Relationen dieser Gruppen. Schließlich

143

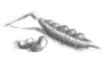

sollen nach den Empfehlungen aller Gesellschaften für Ernährung im deutschsprachigen Raum 50 Prozent der Nahrungsenergie aus Kohlenhydraten bestehen.

Das ist erst einmal eine gute Nachricht! Lassen wir uns diese ruhig in aller Ausführlichkeit auf der Zunge zergehen ...

Aber ..., so meldet sich jetzt meist im Unterbewusstsein eine Stimme, sind nicht die Kohlenhydrate nach neuesten Erkenntnissen Schuld am überall deutlich steigenden Übergewicht? Ist nicht »Low Carb« der große Hit im Diätendschungel? Sollen wir Kohlenhydrate nicht scheuen wie der Teufel das Weihwasser? Überall gibt es doch jetzt Produkte, Rezepte und Diätangebote unter dem Motto »Low Carb« und »Glyx-Diät«? Inzwischen werben sogar Bäckereien mit teuren »Proteinbroten«, die weniger Kohlenhydrate haben und abends »zum Abnehmen« gegessen werden sollen. Und in einem Kochkurs fragte mich eine Teilnehmerin ganz enttäuscht, ob wir nicht »vegan und ohne Kohlenhydrate« kochen könnten, sie wolle doch so gern abnehmen.

Wir sehen: In dieser Diskussion gerät einiges durcheinander. Gleichzeitig haben sich manche der in den Medien hochgepushten Einzelmeldungen aber so tief eingeprägt, dass sie das Alltagswissen zum Thema Ernährung gründlich aufmischen. Deshalb wollen wir jetzt, da wir ohnehin gerade an der Schwelle zu einer Ernährungsumstellung stehen, noch einmal gründlich hinterfragen, was es mit all diesen Thesen und Versprechungen auf sich hat. In ihrem Zentrum steht ja meist der glykämische Index.

Was ist der glykämische Index, von dem die Rede ist?

Der glykämische Index eines Lebensmittels wird in Prozentzahlen angegeben. Gemessen wird, wie hoch und wie schnell der Blutzuckerspiegel nach dem Verzehr von 50 Gramm Kohlenhydraten aus diesem Lebensmittel ansteigt. Als Vergleichswert dient der Anstieg nach dem Verzehr von 50 Gramm Traubenzucker (Glukose). Dieser Anstieg wird mit 100 Prozent gleichgesetzt. Führt ein Lebensmittel zu einem hohen und schnellen Anstieg, hat es einen hohen glykämischen Index.

Auf einen solchen Anstieg folgt nach der Theorie der Glyx-Diät-Befürworter eine hohe Insulinausschüttung. Weil dies gleichzeitig die Ausschüt-

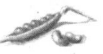

tung von Glucagon, dem Gegenspieler des Insulins, hemmt, wird vermehrt Glukose von den Zellen aufgenommen und die Fettspeicherung angeregt. So bleibt es für zwei bis vier Stunden nach der Mahlzeit, bis es plötzlich zu einem rapiden Absacken des Blutzuckers kommt, unter Umständen sogar bis zur Unterzuckerung, was das Alarmsystem des Körpers auf den Plan ruft, das nun auf hormonellem Wege Hunger signalisiert und zu vermehrter Nahrungszufuhr aufruft. Um der Unterzuckerung schnell entgegenzuwirken, wird jetzt mit Heißhunger nach Lebensmitteln mit hohem glykämischen Index gegriffen und es entsteht ein Teufelskreis, der irgendwann zu Übergewicht führen muss. Und weil dies alles so logisch klingt und zum Teil (aber auch nur zum Teil!) wahr ist, werden im gleichen Zuge gleich noch alle möglichen Krankheiten wie Diabetes mellitus, Bluthochdruck, koronare Herzkrankheit und ein erhöhter Cholesterinspiegel mit einem hohen glykämischen Index in Verbindung gebracht.

Extreme Diäten können nicht die Lösung sein

Die Argumentation leuchtet ja auch irgendwie ein und kohlenhydratarme Diäten führen tatsächlich – zumindest anfänglich – zu Gewichtsverlusten (die sich nach einer Weile aber wieder ausgleichen). Und so kam es zu einer Verteufelung der Kohlenhydrate, die schnell die Form teilweise extremer Diäten annahm. Beim Vermessen verschiedener Lebensmittel fiel nämlich alsbald auf, dass solche mit wenigen oder möglicherweise gar keinen Kohlenhydraten auch einen niedrigen glykämischen Index besitzen. Am stärksten trifft dies natürlich auf Lebensmittel tierischer Herkunft wie Eier, Fleisch und Fisch zu, die für eine vegane Ernährung sowieso nicht in Frage kommen. Tatsächlich gab es zum Beispiel bei der schon in den 1970er- und 1980er-Jahren einen wahren Hype auslösenden Atkinsdiät Empfehlungen, Fleisch, Fisch, Käse, Fett und Öl und so weiter bis zum Abwinken zu essen, dafür aber Gemüse und Brot zu meiden. Trotz der extremen Kost dauerte es etliche Jahre, bis sich herumsprach, dass eine Ernährung mit einem Fettanteil von bis zu 50 Prozent und mehr nur einseitig und potenziell gesundheitsschädlich sein kann. Das Versprechen, so viel zu essen, wie man will, und trotzdem abzunehmen, war aber wohl zu verlockend.

Heutige »Low-carb«-Diäten wie LOGI- und Glyx-Diät sind wesentlich moderater, doch versuchen auch sie, deutlich an der Kohlenhydrat-

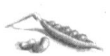

schraube zu drehen und Kohlenhydrate zugunsten anderer, vor allem proteinreicher Lebensmittel in den Hintergrund zu schieben.

Und was heißt das für uns? Sollen wir jetzt alle ständig Tofu essen? Nein, auf gar keinen Fall!

Mit vollwertiger Kost auf Glyxsuche gehen

Mit dem Vorsatz, uns nicht nur vegan, sondern auch vollwertig zu ernähren, haben wir einen großen Trumpf in der Hand: Nicht alle kohlenhydratreichen Lebensmittel haben nämlich einen gleich hohen glykämischen Index. Und Kohlenhydrate sind nicht gleich Kohlenhydrate!

Es gibt Kohlenhydrate in Lebensmitteln mit hohem glykämischen Index, die tatsächlich zu einem raschen und hohen Anstieg des Blutzuckers mit anschließendem »Absacken« des Wertes und zu starken Hungergefühlen führen. Wie sich bei genauerer Betrachtung herausstellt, stecken sie jedoch bevorzugt in Produkten mit weißem Zucker und weißem Mehl. Und es gibt Kohlenhydrate aus Lebensmitteln mit niedrigem Index, die nur langsam ins Blut übergehen, den Blutzuckerspiegel eher konstant halten und dadurch viel länger sättigen. Sie finden sich vor allem in Vollkornprodukten. Diese im Prinzip ganz einfache Erkenntnis spiegelt sich in unserer Alltagserfahrung wider: Wir alle wissen, dass ein Weißmehlbrötchen viel kürzer satt hält als ein Stück Vollkornbrot. Weißmehl fehlen die Ballaststoffe, die im vollen Korn hingegen nicht herausgemahlen, sondern vollständig erhalten sind. Die Empfehlung, bevorzugt Vollkornprodukte zu essen, macht also auch von daher Sinn.

Was sind »komplexe Kohlenhydrate«?

In die gleiche Richtung zielt der Rat, vor allem »komplexe« und keine »einfachen« Kohlenhydrate zu essen. Die Begriffe gehen auf die chemische Struktur der Kohlenhydrate zurück, die alle, chemisch gesehen, Formen von Zucker sind. »Einfachzucker« haben nur ein Zuckermolekül. Bekanntestes Beispiel hierfür ist der Traubenzucker, von dem wir ja bereits wissen, dass er schnell ins Blut geht und einen hohen glykämischen Index (nämlich 100) hat. Weil es keine Molekülketten gibt, die er erst aufspalten muss, ist er für den Körper so leicht aufnehmbar. »Zweifachzucker« dagegen haben

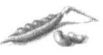

zwei zu einer Kette verbundene Zuckermoleküle. Weißer Zucker (Saccharose) und Milchzucker sind hierfür bekannte Beispiele. »Mehrfachzucker« wiederum weisen sich durch mehr als zwei Zuckermoleküle aus, die sich zu langen, oft komplexen Molekülketten zusammengeschlossen haben. Das sind die berühmten »komplexen Kohlenhydrate«, wie sie in Vollkornprodukten vorkommen. Der Körper braucht länger, um sie aufzunehmen, weil er die Ketten erst »entwirren« muss. Deshalb geschieht ihre Aufnahme langsamer und wirkt nachhaltiger.

Zum Glück brauchen wir also nicht Kohlenhydrate als solche, sondern nur die »einfachen« und »zweifachen« zu meiden. Zwei ganz einfache Faustregeln helfen, sie treffsicher zu erkennen. Die eine lautet: »Je süßer etwas schmeckt, desto einfacher ist der Zucker gestrickt.« Und die Zweite: »Je stärker ein Lebensmittel verarbeitet ist, desto größer ist die Wahrscheinlichkeit, dass es einfache und zweifache Kohlenhydrate enthält.« (Natürlich gibt es auch Lebensmittel, die verschiedene Zuckerarten enthalten. An der grundsätzlichen Gültigkeit dieser Faustregeln ändert dies jedoch nichts.)

Hauptsache vollwertig

An dieser Stelle schließt sich nun wieder der Kreis zur Vollwerternährung. Wenn wir darauf achten, möglichst »echte«, unverarbeitete Lebensmittel zu wählen, sind wir wieder einmal auf der sicheren Seite. Wobei auch hier natürlich der Grundsatz der richtigen Dosierung gilt. Mal irgendwo Weißmehlbrötchen zu essen, weil man zum Sonntagsfrühstück eingeladen ist, braucht niemanden zu erschüttern – im Gegenteil, am besten ist es, sich dies richtig schmecken zu lassen und dann wieder zum vollwertigen Kurs zurückzukehren. Ein schlechtes Gewissen beim Essen sollte niemand haben. Es kommt immer auf die Grundrichtung an – und Ausnahmen bestätigen die Regeln.

Lebensmittel mit hohem glykämischen Index wie Weißbrot oder zuckrige Frühstückszerealien können leicht durch Vollkornbrot oder Müsli mit Rosinen, Datteln oder anderen Trockenfrüchten ausgetauscht werden. Dattelmus (in Wasser eingeweichte und pürierte Datteln) ist ein sehr gutes Allzweck-Süßungsmittel.

Eine solche Ernährung hat viele positive Auswirkungen und steht im Einklang mit den offiziellen Empfehlungen, mindestens 50 Prozent der

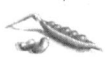

Nahrungsenergie in Form von Kohlenhydraten aufzunehmen. Zu bevorzugen sind dabei kohlenhydratreiche Lebensmittel mit langsamer Blutzuckerwirksamkeit wie Vollkornprodukte.

Und Vollkorn hat doch recht

Angeregt durch die eben geschilderte Diskussion hat sich auch die Deutsche Gesellschaft für Ernährung (DGE) noch einmal ausgiebig mit dem Thema Kohlenhydrate beschäftigt. Dabei stellte sich heraus, dass es für Erkrankungen, von denen man weiß, dass sie zumindest teilweise ernährungsmitbedingt sein können (zum Beispiel Adipositas, Bluthochdruck, koronare Herzkrankheit), keine Rolle spielt, wie viel Kohlenhydrate man isst. Umgekehrt erwies sich aber, dass ein hoher Verzehr von Vollkornprodukten auf viele dieser Erkrankungen vorbeugend wirkt. Viele einzelne Studienergebnisse belegen diesen Effekt, aus dem die Wissenschaftlerinnen und Wissenschaftler der DGE folgern: »Es kommt weniger auf die Menge der verzehrten Kohlenhydrate an als auf deren Qualität.«

In ihrer »Leitlinie zur Kohlenhydratzufuhr« im Rahmen ihrer »Empfehlungen zur Lebensmittelauswahl« rät die DGE, vor allem auf die Qualität der Kohlenhydrate zu achten. Während die Vollkornprodukte aus dem »Kohlenhydratestreit« als strahlende Sieger hervorgehen, sind vor allem gesüßte Getränke als die wahren »Bösewichte« ausgemacht worden. Von Seiten der DGE heißt es dazu:

»Die Zufuhr von Ballaststoffen insgesamt und vor allem die von Vollkornprodukten als ballaststoffreiche Lebensmittel senkt die Risiken für diverse ernährungsmitbedingte Krankheiten und sollte erhöht werden. Demgegenüber sind zuckergesüßte Getränke Lebensmittel, deren Konsum insbesondere aufgrund ihrer das Adipositas- und Diabetesrisiko erhöhenden Wirkung eingeschränkt werden sollte.«

Befürworterinnen und Befürworter der Vollwertkost raten schon seit Langem: Vollkornprodukte stehen, wenn es um die gesundheitsfördernde Wirkung geht, auf dem Siegertreppchen ganz oben. Mit einer veganen Vollwertkost, wie sie in diesem Buch beschrieben wird, können Sie in puncto Kohlenhydrate also gar nichts falsch machen!

5 Rezepte, die mit pflanzlichem Eiweiß und gesunden Kohlenhydraten versorgen

Grünkernsuppe

Grünkern ist halbreif (»grün«) geernteter und über einem Feuer gedarrter Dinkel. Wegen seines herzhaften, leicht rauchigen Geschmacks ist er in der Veggie-Küche sehr beliebt. Weil er reichlich komplexe Kohlenhydrate ebenso wie Proteine enthält, passt er bestens zum Thema dieses Kapitels.

125 g Grünkern
1 l Gemüsebrühe
1 Zwiebel
1 Knoblauchzehe
1 mittelgroße Stange Lauch
1 Petersilienwurzel
1 Möhre
1 Kohlrabi (mit kleinen Kohlrabiblättern)
1 Lorbeerblatt
1 TL Kräuter der Provence
½ Bund Petersilie
Salz
Pfeffer

- Grünkern in einer Getreidemühle oder elektrischen Kaffeemühle mittelgrob schroten. Grünkernschrot in einem Suppentopf ohne Fett unter ständigem Wenden anrösten, bis er zu duften beginnt. Mit der Gemüsebrühe ablöschen und bei geringer Hitze etwa 12 Minuten köcheln lassen.
- Zwiebel und Knoblauch schälen und fein hacken.
- Lauch der Länge nach aufschneiden, von welken Blättern befreien und in dünne Ringe schneiden. Petersilienwurzel und Möhre putzen und in kleine Stücke schneiden. Kohlrabi schälen und in kleine Stücke schneiden, kleine Kohlrabiblätter grob hacken.
- Gemüse, Lorbeerblatt und Kräuter der Provence zum vorgegarten Grünkern geben und bei geringer Hitze weitere 20 Minuten garen lassen.
- In der Zwischenzeit die Petersilie fein hacken.
- Die Suppe mit Salz und Pfeffer abschmecken und mit Petersilie bestreuen.

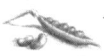

Bohnensalat mit Tahin-Vinaigrette

Tahin (Sesammus) ist ein tolles Würzmittel und ein guter vitamin-, kalzium-
und eiweißreicher Brotaufstrich. Stellen Sie ihn deshalb ruhig auf Vorrat
her. Aus geschältem Sesam ist es milder, aus ungeschältem ein wenig bitterer.
Ein guter Kompromiss ist eine Mischung aus ungeschältem und geschältem
Sesamsamen. Die Bohnen liefern weiteres Protein.

Für das Tahin:
8 EL Sesamsamen
2 EL Olivenöl
Salz

Für die Vinaigrette:
2 Knoblauchzehen
1 EL Balsamico-Essig
2 EL Tahin
1 EL Zitronensaft, frisch gepresst
¼ TL Salz
1 MSP Pfeffer
3 EL Olivenöl

Für den Salat:
500 g grüne Bohnen
Salz
1 rote Zwiebel
einige Stängel frisches Bohnenkraut (oder ½ TL, getrocknet)

- Für das **Tahin** Sesamsamen in einer Pfanne ohne Öl leicht rösten und
  abkühlen lassen.
- In einen Mixer oder eine elektrische Kaffeemühle geben und fein mahlen.
  Olivenöl und Salz zugeben und vom Mixer oder von der Mühle mischen
  lassen, bis sich eine Paste bildet. In einem luftdichten Behälter im Kühlschrank ist das Sesammus etwa 3 Monate haltbar.
- Für die **Vinaigrette** alle Zutaten außer dem Olivenöl in einem Mixer gut
  vermischen. Mixer auf niedrigster Stufe weiterlaufen lassen und nach und
  nach das Olivenöl einlaufen lassen, bis eine gleichförmige Masse entsteht.
  (Ist Ihnen die Vinaigrette zu dick, esslöffelweise noch etwas Wasser
  einrühren.)

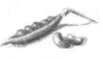

- Für den **Salat** die Bohnen waschen, Enden und Fäden entfernen, zu lange Bohnen halbieren und in einem Topf mit Wasser und etwas Salz etwa 20 Minuten bissfest kochen. Bohnen in ein Küchensieb abgießen und gut abtropfen lassen.
- In der Zwischenzeit die Zwiebel schälen und fein hacken. Bohnenkrautblätter von den Stängeln streifen und grob hacken.
- Bohnen in eine Salatschüssel geben und mit den Zwiebeln bestreuen. Mit der Vinaigrette begießen und mit dem Bohnenkraut bestreuen.

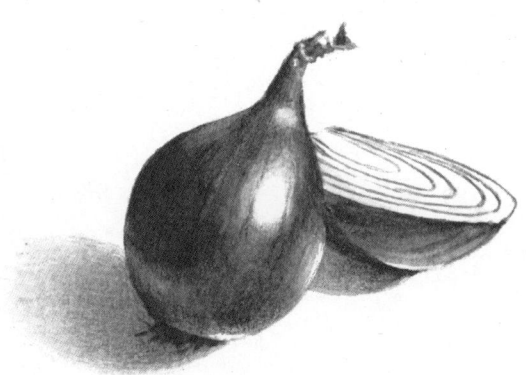

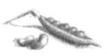

Tofu-Gemüse-Pfanne süßsauer mit Vollkornreis

Vollkornreis enthält Proteine und komplexe Kohlenhydrate. Der Aprikosen-Fruchtaufstrich süßt auf gesunde Weise, und zwar am besten ganz ohne Zucker, und die Tofu-Gemüse-Pfanne bringt weiteres Protein und vor allem Farbe und damit gesunde sekundären Pflanzenstoffe ins Spiel.

Achtung: Der Tofu sollte am Vortag mariniert werden.

Für den Tofu:
200 g Tofu
4 EL Tamari-Sojasauce
einige Spritzer Raucharoma

Für den Reis:
750 ml Wasser
Salz
300 g Vollkornreis

Für die süßsaure Sauce:
100 ml Gemüsebrühe
8 EL Aprikosen-Fruchtaufstrich (am besten zuckerfrei)
2 EL Tamari-Sojasauce
2 EL Obstessig
1 EL Speisestärke
Salz
Pfeffer
Ingwer, frisch oder getrocknet und gemahlen

Für die Gemüsepfanne:
1 große rote Zwiebel
2 Knoblauchzehen
1 daumengroßes Stück Ingwer
2 EL Olivenöl
250 g Pilze
2 Möhren
100 g Zucchini
100 g Wirsingkohl
100 g Brokkoli

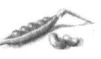

- **Am Vortag** Tofu gut abtropfen lassen und trockentupfen. In Würfel schneiden, in eine kleine verschließbare Form geben und mit Sojasauce beträufeln. Einige Spritzer Raucharoma dazugeben und kühl stellen. (Gelegentlich schwenken, damit der Tofu überall von Sojasauce benetzt wird.)
- Für den **Reis** das Wasser mit etwas Salz zum Kochen bringen und Reis dazugeben. Bei geringer Hitze nach der Zeitangabe auf der Packung etwa 30 Minuten leise köcheln und garen lassen.
- Für die **Sauce** in einer kleinen Schüssel Brühe, Aprikosenaufstrich, Sojasauce, Essig und Speisestärke verquirlen, mit Salz, Pfeffer und Ingwer abschmecken und beiseite stellen.
- Für die **Gemüsepfanne** die Zwiebel schälen und in Ringe schneiden, Knoblauchzehen schälen und zerdrücken, Ingwerwurzel schälen und in kleine Stücke schneiden. Pilze putzen und in Scheiben schneiden.
- Möhren und Zucchini putzen und in dünne Stifte schneiden. Wirsingkohl putzen und in dünne Streifen schneiden, Brokkoli in kleine Röschen zerteilen.
- In einem Wok oder einer großen Pfanne Olivenöl erhitzen, Zwiebel und Knoblauch glasig dünsten, Möhren und Zucchini hinzufügen und nach einigen Minuten Pilze, Kohl und Brokkoli zugeben und mitgaren lassen. Zuletzt den marinierten, abgetropften Tofu und die Sauce einrühren und das Ganze köcheln lassen, bis die Sauce angedickt ist.
- Die Gemüsepfanne mit dem Reis servieren.

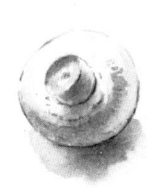
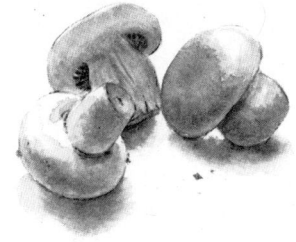

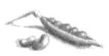

Quinoa-Blumenkohl-Stampf mit herzhafter Cashewsahnesauce

Besonders schön sieht dieses Gericht mit roter Quinoa aus. Vielleicht haben Sie ja Glück und erwischen diese in Ihrem Naturkostladen. Helle Quinoa geht natürlich ebenso gut.

Eine schöne Ergänzung sind die Hackbällchen »Schwarze Bohne« von Seite 84 und / oder ein grüner Salat.

Für das Püree:
1 große rote Zwiebel
2 Knoblauchzehen
350 g Quinoa
1 kleinerer Blumenkohl
1 EL Olivenöl
700 ml Gemüsebrühe
1 TL Kräuter der Provence
Salz
Pfeffer

Für die Sauce:
60 g Cashewnüsse (gerne preiswerter Cashewnussbruch)
500 ml Wasser
1 EL Zwiebelpulver
½ TL Knoblauchpulver
3 EL Tamari-Sojasauce
1 EL Hefeflocken
1 EL Speisestärke

- Für das **Püree** die Zwiebel schälen und fein hacken, Knoblauchzehen schälen und zerdrücken.
- Quinoa in einem großen Sieb mit heißem Wasser gut abspülen.
- Blumenkohl in kleine Röschen zerteilen.
- Zwiebel und Knoblauch im Öl glasig dünsten und mit Gemüsebrühe ablöschen.
- Quinoa, Blumenkohlröschen und Kräuter der Provence zugeben und bei geringer Hitze 15 – 20 Minuten garen, bis die Flüssigkeit aufgesaugt ist und die Quinoakörner weich sind.

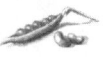

- Mit einem Kartoffelstamper Blumenkohl und Quinoa zerdrücken. (Falls die Masse zu fest ist, noch ein wenig Wasser zugeben.) Mit Salz und Pfeffer abschmecken.
- Für die **Sauce** Cashewnüsse und die Hälfte des Wassers in einem starken Mixer pürieren, bis eine weiße, gleichmäßige Cashewmilch entstanden ist. Restliches Wasser und alle übrigen Zutaten zugeben und gut durchmixen. In einen Kochtopf gießen und unter ständigem Rühren bei mittlerer Hitze kochen, bis die Sauce gut angedickt ist.
- Cashewsahnesauce zum Quinoa-Blumenkohl-Püree servieren.

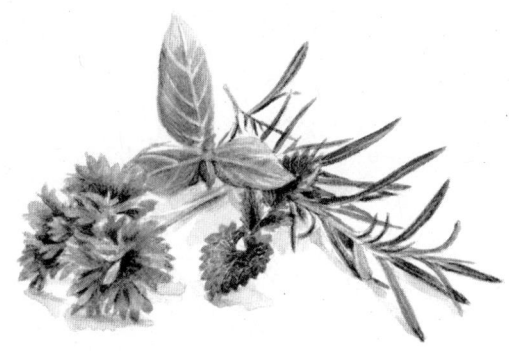

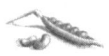

Roher Schokopudding

Ein köstliches Dessert, das nur sündhaft gut schmeckt, keinesfalls sündhaft ist. Seidentofu liefert cremiges Protein, Kakao hat sekundäre Pflanzenstoffe und die Datteln fügen wertvolle Kohlenhydrate sowie Süße ohne Zucker hinzu. Unwiderstehlich!

350 g Seidentofu
1 EL Kakaopulver
1 EL Getreidekaffeepulver
½ TL Vanille, gemahlen
80 g Datteln, entsteint
2 EL Mandelstifte
2 EL Pistazienkerne, gehackt

- Tofu in einem Küchensieb gut abtropfen lassen.
- Mit Kakao, Getreidekaffeepulver und Vanille in einem Mixer gut vermischen, bis eine gleichförmige Masse entstanden ist.
- Datteln in kleine Stücke schneiden, mit in den Mixer geben und gründlich pürieren. Der Pudding wird dadurch warm und etwas dünnflüssiger. Deshalb vor dem Servieren gut kühlen, damit er wieder andicken kann.
- Zuletzt mit Mandelstiften und Pistazienkernen bestreuen.

Schönes, sorgloses Schlemmen!

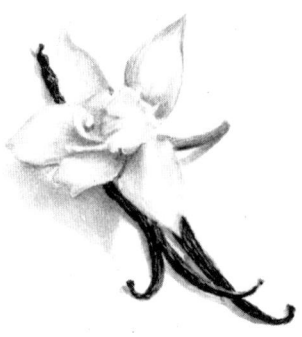

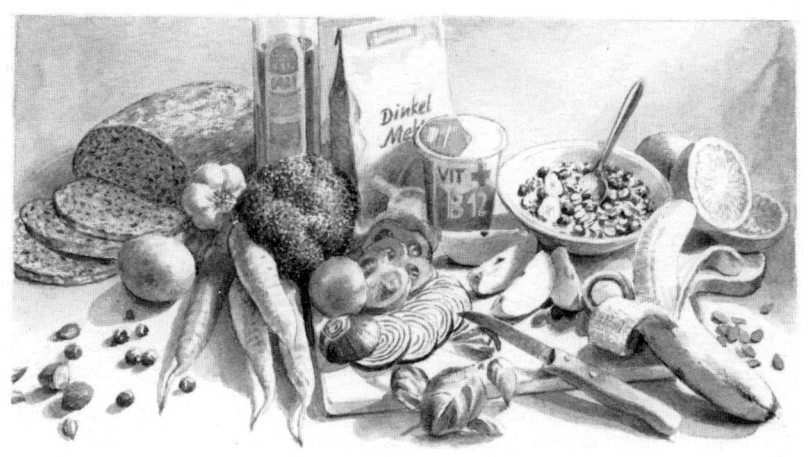

Vitaminbomben zünden!
Das vegane Vitamin-ABC

Was die Versorgung mit Vitaminen angeht, haben Menschen, die sich pflanzlich ernähren, einen großen Vorteil: Bis auf eine Ausnahme (auf die wir gleich noch zu sprechen kommen werden) finden sich Vitamine bevorzugt in pflanzlichen Lebensmitteln. Pflanzen haben uns Menschen (ebenso wie allen anderen Tieren) nämlich eine wichtige Fähigkeit voraus: Alle Vitamine, die sie brauchen, können sie auch selbst herstellen. Diese Fähigkeit und die durch sie entstandenen Vitaminspeicher können wir nutzen, indem wir pflanzliche Lebensmittel verzehren. Kein Wunder, dass Veganerinnen und Veganer mit vielen Vitaminen deutlich besser versorgt sind als die Fleisch essende Durchschnittsbevölkerung. Das jedenfalls ergab eine topaktuelle US-Studie mit über 70 000 Teilnehmerinnen und Teilnehmern mit verschiedenen Ernährungsgewohnheiten.

Mangel muss nicht sein

Die Versorgungslage und der gesundheitliche Zustand der meisten veganen Testpersonen erwiesen sich in dieser Studie als gut bis sehr gut. Auch im

Hinblick auf die allgemein als eher kritisch angesehenen Nährstoffe wie Zink, Eisen, Vitamin D und Vitamin B$_{12}$ lag die große Mehrheit zwar im niedrigen Soll-Bereich, aber doch deutlich oberhalb der ernährungswissenschaftlich als Mindestmenge definierten Grenzwerte. Bei einer Minderheit allerdings war eine mangelhafte Versorgung festzustellen – eine Tatsache, die wir ernst nehmen müssen, denn ein Versorgungsmangel kann zu langfristigen negativen Folgen führen und ist außerdem völlig unnötig, denn zum Glück lässt er sich – gezielte Gegenmaßnahmen vorausgesetzt – zuverlässig vermeiden.

Lassen Sie uns deshalb das Vitamin-ABC im Hinblick auf die vegane Ernährung einmal ganz aufsagen und sehen, welche Lebensmittel bewusst mit in den Speiseplan aufgenommen werden sollten und wo unter Umständen Nahrungsergänzungsmittel nötig sind. Sie werden sehen, dass es für alle potenziellen Probleme gute und leicht praktikable Lösungen gibt. Nur: Sie müssen bewusst angewandt und mit bedacht werden, um Schaden abzuwenden.

Wer Vitamin A sagt ...

Es ist wichtig fürs gute Sehen, für das Wachstum, die Fortpflanzung, die Abwehr von freien Radikalen, die Funktion von Haut und Schleimhäuten und das Immunsystem sowie für vieles andere mehr: das Vitamin A. Im Zuge des Vegan-Regenbogens haben wir schon über dieses Vitamin und Vorstufen davon (α- und β-Carotin) gesprochen (siehe Seite 122). Provitamin A in Form von α- und β-Carotin stecken in gelbem, orangefarbenem, aber auch grünem Gemüse und Obst wie Möhren, Süßkartoffeln, Kürbis, Brokkoli, Grünkohl, Rosenkohl, Spinat, Tomaten, Petersilie, Aprikosen, Pfirsichen, Birnen, Cantaloupe-Melonen, Mangos oder Orangen. Alle diese pflanzlichen Lebensmittel sollten daher immer wieder auf dem Speiseplan stehen. Ein bisschen gutes Fett erhöht die Aufnahme des fettlöslichen Vitamins. Das braucht nicht viel zu sein – etwas Pflanzenöl oder zum Beispiel Nüsse im Möhrensalat genügen schon.

Von der Einnahme künstlicher Versionen des Vitamins in hohen Dosen, wie es einige Zeit lang im Kampf gegen die berüchtigten »freien Radikale« Mode war, ist dringend abzuraten. Wer raucht, erhöht damit sogar sein Krebsrisiko.

Im natürlichen Umfeld des vollwertigen Lebensmittels dagegen gibt es keine Gefahr der Überdosierung. Statt Pillen zu schlucken, also bitte lieber reichlich Möhren (und all die anderen genannten Obst- und Gemüsearten) knabbern. Das hilft übrigens auch bei der Raucherentwöhnung und wirkt dadurch doppelt krebsvorbeugend!

... muss auch Vitamin B sagen

Zur Gruppe der wasserlöslichen B-Vitamine gehören unter anderem die Vitamine B_1 (Thiamin), B_2 (Riboflavin), B_6 (Pyridoxin) und B_{12} (Cobalamin). Vitamin B_2, besonders aber Vitamin B_{12} gelten als »kritische Nährstoffe« bei veganer Ernährung und erfordern daher besondere Beachtung, sodass wir in späteren Abschnitten noch ausführlich darauf eingehen werden. Für alle Vitamine dieser Gruppe aber gilt: Weil sie wasserlöslich sind, kann es beim Kochen zu Verlusten kommen. Wählen Sie deshalb bevorzugt schonende Garverfahren (zum Beispiel Dämpfen) und verwenden Sie das Koch- oder Dämpfwasser weiter (zum Beispiel, um Saucen anzurühren).

Vitamin B_1 (Thiamin) und B_6 (Pyridoxin)

Vitamin B_1 ist in Vollkornprodukten, Sojabohnen und anderen Hülsenfrüchten, grünem Blattgemüse, Kartoffeln, Erdnüssen, Sesam, Pinienkernen, Paranüssen, Pilzen, Hefeflocken oder Bier zu finden.

Weizenkeime und Sonnenblumenkerne gelten als besonders gute Quellen. Wer beides mag, tut gut daran, es sich reichlich auf Frühstücksmüsli, Sojajoghurt oder vegane Süßspeisen zu streuen. Dass Vitamin B_1 auch als DAS »Stimmungsvitamin« bezeichnet wird, weil es auf die psychische Verfassung und das Nervensystem positiven Einfluss nimmt, steigert hier ganz bestimmt die Motivation. Und auch hier zeigen sich wieder einmal die Vorzüge der Vollkornprodukte: Das Vitamin steckt vor allem in den Randschichten des Getreidekorns. Zum Vergleich: Zwei Scheiben Vollkornbrot liefern genauso viel Vitamin B_1 wie zehn Weißmehlbrötchen.

Vitamin B_6 steckt vor allem in Vollkornprodukten und Weizenkeimen, Kartoffeln, Möhren, Bohnen, Feldsalat, Spinat, Grünkohl, Rosenkohl und anderen Kohlsorten, Linsen, Sojabohnen, Aprikosen, Bananen oder Johannisbeeren. Weil es in geringen Dosen auch in vielen anderen Lebensmitteln vorkommt, ist ein Mangel eher selten. Sicherheitshalber lässt sich der

Bedarf mit Weizenkeimen und vor allem Würzhefeflocken zusätzlich sehr gut decken. Gewöhnen Sie sich an, bei herzhaften Speisen öfter mal einen Esslöffel Würzhefeflocken aufzustreuen. Eine Streudose auf dem Esstisch ist eine willkommene Gedächtnisstütze. Vitamin B_6 ist ebenfalls wichtig fürs Nervensystem und für den Proteinstoffwechsel.

Vitamin B_2 (Riboflavin)

Milch- und Milchprodukte sind bei der Allgemeinbevölkerung für etwa 25 Prozent der Riboflavinversorgung zuständig. Bei veganer Ernährung *kann* die Bedarfsdeckung kritisch sein (*muss* aber nicht). Damit es gar nicht erst so weit kommt, können ganz leicht pflanzliche Vitamin-B_2-Quellen angezapft werden.

Gute Quellen dieser Art sind Hülsenfrüchte wie Linsen (auch Sojaprodukte), Vollgetreide und Vollkornprodukte, Weizenkeime und Hefeflocken sowie Pilze, Avocados, Brokkoli, Rosenkohl, Spinat, Erbsen, gelbe Paprika, Mandeln, Nüsse oder Ölsaaten wie Kürbiskerne. Vor allem in den Randschichten sowie im Keim des Getreides ist reichlich Vitamin B_2 vorhanden, sodass es sich auch unter diesem Aspekt als unbedingt ratsam erweist, Vollkornprodukte zu bevorzugen. Bereits in der Weizenmehltype 1050 ist nur noch halb so viel Vitamin B_2 enthalten wie im ganzen Weizenkorn, im hellen Weizenmehl (Type 405) sind sogar rund 80 Prozent verloren gegangen.

Während der Keimung von Getreidekörnern steigt dann noch einmal der Riboflavingehalt, deshalb besteht ein bewährter Trick darin, zusätzlich Getreidekeimlinge in Müsli und Salat zu geben.

Zu bedenken ist außerdem, dass Vitamin B_2 lichtempfindlich ist. Bei der Aufbewahrung der oben genannten Lebensmittel bitte auch daran denken, sie nicht dem hellen Tageslicht auszusetzen.

Neben vielen anderen positiven Eigenschaften des Vitamin B_2 im Körper – es fördert das Wachstum und die embryonale Entwicklung –, hat es eine antioxidative Funktion und leistet einen Beitrag zur Abwehr von Krankheiten. Ein schwerer Mangel ist äußerst selten. Leichtere Mangelzustände äußern sich unter anderem in Entzündungen an Haut und Schleimhäuten (zum Beispiel in den Mundwinkeln).

Bei veganer Ernährung kann es Sinn machen, die Versorgung mit Vitamin B_2 in größeren Abständen routinemäßig überprüfen zu lassen, um im Bedarfsfall noch gezielter zu essen oder für eine gewisse Zeit unter fachlicher Beratung auch Nahrungsergänzungsmittel einzunehmen. Wer oft und regelmäßig zu den oben genannten Lebensmitteln greift, ist aber auf einem guten Weg.

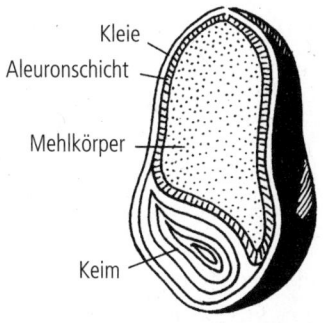

Die wertvollen Inhaltsstoffe des Getreidekorns sind nicht gleichmäßig verteilt, sondern vor allem im Keim und in den Randschichten (Kleie und Aleuronschicht) zu finden. Das volle Korn liefert B-Vitamine und Vitamin E sowie Eiweiß, Ballaststoffe und Mineralstoffe. Niedrig ausgemahlene Mehle wie Weißmehl enthalten fast nur den stärkereichen Mehlkörper.

Vitamin B$_{12}$ (Cobalamin)

Eine Sonderstellung nimmt, wie bereits angedeutet, das Vitamin B$_{12}$ ein. Über die Versorgung mit diesem Vitamin bei veganer Ernährung wird immer wieder heftig diskutiert, deshalb die wichtigste Botschaft gleich zuerst:

Vitamin B$_{12}$ wird ausschließlich von Mikroorganismen hergestellt und findet sich in Fleisch, Fisch, Käse, Milch und Ei. *Es gibt keine pflanzlichen Lebensmittel, die von Natur aus für uns verwertbares Vitamin B$_{12}$ enthalten und die Versorgung mit diesem Vitamin sicherstellen könnten.* Veganerinnen und Veganer müssen deshalb ihre Versorgung mit diesem Vitamin regelmäßig überprüfen lassen und Nahrungsergänzungsmittel mit Vitamin B$_{12}$ nehmen und/oder regelmäßig mit Vitamin B$_{12}$ angereicherte Lebensmittel essen. *In ganz besonderem Maße gilt dies für Kinder sowie für schwangere und stillende Frauen, aber auch für alte Menschen* (da die Aufnahmefähigkeit der Magenschleimhaut mit steigendem Alter sinkt). Ein Vitamin-B$_{12}$-Mangel kann schwere langfristige Folgen haben. Lassen Sie sich deshalb in jedem Fall eingehend kompetent beraten!

161

Es gibt keine pflanzlichen Vitamin-B$_{12}$-Quellen

Immer wieder hört man in Internetforen oder im persönlichen Gespräch von pflanzlichen Nahrungsmitteln, die angeblich Vitamin B$_{12}$ enthalten, zum Beispiel Sauerkraut, Hefe oder Bier. Dabei handelt es sich jedoch um veraltete Informationen. Diese Lebensmittel enthalten in Wirklichkeit bloß sogenannte Vitamin-B$_{12}$-Analoga, die in ihrem chemischen Aufbau dem Vitamin B$_{12}$ sehr ähneln (also analog sind), vom Körper aber gar nicht verwertet werden können. Ähnliches gilt für die als Nahrungsergänzungsmittel angebotenen Mikroalgen wie Spirulina-Algen, die ebenfalls nur Cobalamin-Analoga enthalten. Zu der ursprünglichen Falschmeldung kam es, weil man früher noch sehr wenig über die Analoga wusste und sie bei entsprechenden Analysen vom echten Vitamin nicht unterscheiden konnte. Aus diesem Grund wurden über den Vitamin-B$_{12}$-Gehalt mancher Lebensmittel Angaben gemacht, die heute längst als falsch widerlegt sind.

Seitdem dies klar ist, werden auch die eben schon genannten »natürlichen Ergänzungsmittel« äußerst kritisch gesehen. Die in ihnen enthaltenen Cobalamin-Analoga können nämlich die Aufnahme des »echten« Vitamin B$_{12}$ zusätzlich behindern, weil sie mit ihrer analogen chemischen Struktur an die vorgesehenen Rezeptoren andocken und diese blockieren. Wer regelmäßig solche Ergänzungsmittel zu sich nimmt, kann damit also durchaus genau das Gegenteil von dem erreichen, was er eigentlich möchte!

Ebenso hartnäckig hält sich die Mär, im menschlichen Dickdarm siedelnde Bakterien könnten für Menschen verwertbares Vitamin B$_{12}$ herstellen. Diese Behauptung kann aber schon allein deshalb nicht stimmen, weil die Aufnahme von Vitamin B$_{12}$ im Dünndarm erfolgt, der im menschlichen Verdauungstrakt bekanntlich vor dem Dickdarm liegt.

Es bleibt dabei: Durch pflanzliche Lebensmittel kann es keine sichere Vitamin-B$_{12}$-Versorgung geben.

Vitamin B$_{12}$ ist lebensnotwendig

Schaut man sich nun den tatsächlichen Bedarf an Vitamin B$_{12}$ an, wirkt dieser erstaunlich niedrig: Die D.A.CH-Referenzwerte von DGE, ÖGE und SGE liegen bei 3 µg pro Tag. Gleichzeitig halten die Reserven lange: Im Körper (vor allem in der Leber) sind 2 – 5 mg gespeichert. Sind die Speicher gefüllt, reichen sie für drei bis fünf Jahre.

162

Das ist zugleich das Tückische am Vitamin-B$_{12}$-Mangel: Ganz lange ist alles in bester Ordnung. Irgendwann sind dann die Reserven alle, doch die ersten Anzeichen sind nur im Blutbild zu erkennen, zum Beispiel an einem erniedrigten Spiegel an Holotranscobalamin (»Holo-TC« genannt), einem Komplex, der aus dem Protein Transcobalamin gebildet wird und der für den Transport von Vitamin B$_{12}$ zuständig ist. Gleichzeitig gibt es einen Anstieg des schädlichen Homocysteins, für dessen Abbau das Vitamin unter anderem zuständig ist. Wenn für Laien erkennbare Symptome auftreten (zum Beispiel Kribbeln, Taubheitsgefühle, Zungenbrennen), ist es oft schon zu (meist neurologischen) Schäden gekommen, die leider unumkehrbar sein können, auch wenn dann später wieder ausreichend Vitamin B$_{12}$ zugeführt wird.

Vitamin B$_{12}$ hat im Körper sehr wichtige Aufgaben, es ist – neben dem bereits erwähnten Abbau von Homocystein – an der Blutbildung und der Synthese von Neurotransmittern beteiligt. Ohne Vitamin B$_{12}$ kann es zu schweren Schädigungen des zentralen Nervensystems kommen, zum Beispiel bei den Reflexen, bei den Empfindungen und der Koordination – bis hin zu Lähmungen. Selbst Depressionen, Gedächtnisstörungen, Demenz, Persönlichkeitsstörungen und Psychosen sind beobachtet worden.

Die Ernährungswissenschaftler Leitzmann und Keller stellen deshalb fest: »Zur Vermeidung irreversibler neurologischer Schäden und wegen des potentiell erhöhten kardiovaskulären Risikos bei Hyperhomocysteinämie sind zuverlässige Vitamin-B$_{12}$-Quellen in der Kost unabdingbar.« Andere Fachleute, die der veganen Ernährung ebenfalls aufgeschlossen gegenüberstehen, und auch der VEBU sehen dies genauso. Erschließen wir uns also solche zuverlässigen Vitamin-B$_{12}$-Quellen. Es gibt sie – wir müssen nur von selbst aktiv werden, um sie für uns nutzbar zu machen.

Besondere Gefährdung von Kindern
(auch in Schwangerschaft und Stillzeit)

Zunächst müssen wir aber noch betonen: Kinder (auch im Mutterleib) sind besonders gefährdet, da es bei ihnen im schlimmsten Fall zu potenziell unumkehrbaren Entwicklungsstörungen kommen kann. Schwangere und stillende Frauen haben ohnehin einen erhöhten Vitamin-B$_{12}$-Bedarf. Auch wenn sie selbst (noch) keine Mangelsymptome haben, kann eine Unterversorgung zu massiven Problemen führen, wenn sie über Nabelschnur und

Muttermilch nicht genügend Vitamin B_{12} weitergeben können. Es drohen ein erhöhtes Risiko für Neuralrohrdefekte und andere Komplikationen, Wachstums- und Entwicklungsstörungen sowie neurologische Symptome. Da viele Schäden zunächst unbemerkt auftreten können, sollten wir auf keinen Fall warten, bis der Notfall eingetreten ist.

Frauen mit Kinderwunsch und vegan lebende schwangere und stillende Mütter sollten sich deshalb in jedem Fall umfassend individuell und fachkundig beraten und auf ihre Versorgung mit Vitamin B_{12} hin regelmäßig untersuchen lassen, denn: »Ein ungenügender Vitamin-B_{12}-Status der Mutter gefährdet die Entwicklung des Kindes« (Leitzmann und Keller).

Auch bei kleinen und großen vegan lebenden Kindern sind solche Beratungen und Untersuchungen wichtig, damit im Bedarfsfall gleich gehandelt werden kann und keine kostbare Zeit verloren wird. Sorgen Sie vor und handeln Sie verantwortungsvoll gegenüber sich selbst und Ihrer Familie! Im Zweifelsfall sollten bei der Zusammenstellung der Kost immer das Wohl und die Gesundheit Ihres Kindes im Vordergrund stehen. Stellen Sie Ihre Prinzipien nicht über diese unumstößliche Grundregel.

Vitamin-B_{12}-Werte regelmäßig überprüfen lassen

Die erste wichtige Maßnahme ist ein regelmäßiger Check des Vitamin-B_{12}-Wertes im Blut. Die üblichen Blutuntersuchungen umfassen die Vitamin-B_{12}-Werte leider nicht, sodass Sie ausdrücklich darauf hinweisen müssen, dass diese mit überprüft werden sollen. (Wird es ärztlich angeordnet, übernehmen die Krankenkassen auch meist die Kosten.)

Am besten erklären Sie Ihrer Hausärztin oder Ihrem Hausarzt, dass Sie sich vegan ernähren und deshalb um ärztliche Unterstützung bei der Kontrolle Ihrer Blutwerte bitten. Im Idealfall haben Sie damit die Tür zu einem für beide Seiten interessanten, langfristigen Dialog aufgestoßen. Sollten Sie auf Skepsis stoßen, bieten Sie sich ruhig augenzwinkernd als »Versuchskaninchen« an. Sie können beide nur lernen!

Zu der Untersuchung noch ein Tipp: Die Blutserumanalyse gilt als Standardtestverfahren, das aber auch Schwachpunkte hat, denn es werden dabei die bereits mehrfach zitierten Analoga mitgemessen. Ist der Vitamin-B_{12}-Wert zu niedrig, liegt eindeutig ein Mangel vor. Befindet er sich aber im Normbereich, kann wegen der das Ergebnis verzerrenden Analoga trotzdem ein Mangel bestehen. Empfohlen wird daher, neben dem

Vitamin-B_{12}-Wert immer auch den Wert für Homocystein testen zu lassen, aus dem man wichtige Rückschlüsse ziehen kann. Wie wir ja inzwischen wissen, ist Vitamin B_{12} unter anderem dafür zuständig, Homocystein abzubauen. Steigt der Homocysteinwert, liegt etwas im Argen, und langfristig kann dies auch ein Risiko für Herz-Kreislauf-Erkrankungen sein.

Weitere Klarheit bringt die Messung des Holotranscobalamins (Holo-TC). Sie erinnern sich? Das ist der Komplex, der für den Transport des Vitamins sorgt. Gibt es davon zu wenig, ist auch zu wenig Vitamin B_{12} in der Blutbahn unterwegs.

Um sicher sagen zu können, dass alles im grünen Bereich ist, müssen also drei Werte im Blut stimmen: der von Vitamin B_{12}, der von Holo-TC und der von Homocystein.

Diese Werte sollten Sie routinemäßig einmal im Jahr überprüfen lassen. Das gilt übrigens auch für alle, die schon B_{12}-Präparate einnehmen, da – wie in der Allgemeinbevölkerung, so auch bei Veganerinnen und Veganern – Stoffwechselstörungen vorliegen können, die eine Aufnahme des Vitamins aus den verwendeten Präparaten verhindern.

Vitamin B_{12} einnehmen

Wie aber finden wir die für uns richtigen Präparate? Zunächst einmal gibt es ja eine ganze Reihe veganer Produkte und Getränke, die mit Vitamin B_{12} angereichert sind, zum Beispiel Zerealien, Margarinen, Multivitaminsäfte und Sojadrinks. Ob sie allein reichen, ist jedoch fraglich, weil damit jeweils nur ein bestimmter Prozentsatz des Tagesbedarfs gedeckt werden kann. Außerdem ist nicht jeder Sojadrink oder jede Sorte Cornflakes mit B_{12} angereichert, sodass man vielfach genau nachlesen und rechnen muss und am Ende vielleicht auf bestimmte Herstellerfirmen angewiesen ist. Bio-Lebensmittel und unverarbeitete Lebensmittel, wie wir sie ja eigentlich in einer vollwertigen Kost bevorzugen wollen, enthalten wiederum nie zugesetztes Vitamin B_{12}.

Aus Sicherheitsgründen sind deshalb in jedem Fall spezielle Vitamin-B_{12}-Präparate zu empfehlen. Auf dem Markt gibt es sie in Form von Tabletten, Tropfen, Sprays oder Spritzen. Bei einem akuten Mangel werden meist zwei bis drei Mal pro Woche insgesamt zehn Ampullen gespritzt. Will man den normalen Blutspiegel auf diese Weise weiter erhalten, sind ab dann ein bis zwei Spritzen pro Monat ausreichend.

Da Spritzen aber generell nicht so beliebt sind, bieten sich für die langfristige Nahrungsergänzung eher Tabletten oder Tropfen an. Auch Sprays oder Lutschtabletten werden inzwischen angeboten. Am besten ist es, sich dazu kompetent beraten zu lassen, um das jeweils Passende herauszufinden.

Zähne putzen für die Vitaminversorgung
Gemeinsam mit einem Naturkosmetikhersteller hat der VEBU eine mit Vitamin B_{12} angereicherte Zahncreme entwickelt. Bei der Verwendung dieser Zahncreme wird das Vitamin über die Mundschleimhaut aufgenommen, was unter anderem auch für all die Menschen vorteilhaft ist, die wegen Veränderungen ihrer Magenschleimhaut keine ausreichenden Mengen des Vitamins aufnehmen können.

Das Institut für alternative und nachhaltige Ernährung (IFANE) in Gießen untersuchte die Wirksamkeit dieser Zahncreme in einer Studie. Wurde ausschließlich diese Creme zweimal täglich zum Zähneputzen verwendet, kam es nach einer fünfwöchigen Testphase bei einer großen Mehrheit der Testpersonen zu einer deutlichen Verbesserung des Vitamin-B_{12}-Status. Bei einzelnen Teilnehmerinnen und Teilnehmern der Studie zeigte sich die gewünschte Wirkung jedoch leider nicht, sodass es auch bei der Verwendung dieser Zahncreme empfehlenswert bleibt, den Vitamin-B_{12}-Wert regelmäßig untersuchen zu lassen und gegebenenfalls Nahrungsergänzungsmittel einzunehmen.

Alles in allem lässt sich also sagen: Das Risiko eines Vitamin-B_{12}-Mangels ist bei einer rein pflanzlichen Ernährung sicher gegeben. Durch regelmäßige Blutuntersuchungen und die Einnahme geeigneter Nahrungsergänzungsmittel lässt sich diesem Risiko jedoch zuverlässig begegnen.

Vitamin C

Damit kommen wir nun wieder zu einem Vitamin, mit dem Veganerinnen und Veganer in der Regel besser versorgt sind als die Allgemeinbevölkerung. Da sie viel Obst und Gemüse essen, brauchen sie sich um die Zufuhr von Vitamin C meist keine Gedanken zu machen. Das ist sehr gut so, denn Vitamin C stärkt das Immunsystem und das Bindegewebe und wirkt gegen freie Radikale. Wichtig ist es für Veganerinnen und Veganer aber auch deshalb, weil es die Aufnahme von Eisen aus pflanzlichen Lebensmitteln fördert. (In dem Kapitel über Mineralstoffe ab Seite 178 werden wir darauf noch zu sprechen kommen.)

Ein Glas Orangensaft zu den Mahlzeiten wirkt hier sehr förderlich. Aber Vitamin C steckt nicht nur in diversen Zitrusfrüchten, sondern zum Beispiel auch in grünem Gemüse, Paprikaschoten, Tomaten, Kartoffeln, Steckrüben, Hagebutten, Sanddorn, schwarzen Johannisbeeren, Äpfeln, Kiwis, Trauben oder Mangos.

Vitamin D

Vitamin D ist immens wichtig für den Aufbau von Knochen und Zähnen, denn ohne Vitamin D kann kein Kalzium in die Knochen eingelagert werden. Eine niedrige Knochenmineraldichte kann die Folge sein.

Vitamin D stärkt außerdem das Immunsystem, hat einen positiven Einfluss auf den Blutzuckerspiegel und verringert möglicherweise das Risiko für Bluthochdruck und Darmerkrankungen. Direkt findet es sich nur in Lebensmitteln tierischen Ursprungs wie Eigelb, Butter oder Milch. In pflanzlichen Lebensmitteln wie Avocados, Steinpilzen, Pfifferlingen oder Champignons gibt es Vorstufen, die der Körper in Vitamin D umwandeln kann. Darüber hinaus steckt es in Zerealien, angereicherten Sojadrinks, Margarinen und Pflanzenölen. Hauptsächlich aber wird es unter Einwirkung von Sonnenlicht vom Körper selbst gebildet – ein weiterer Grund dafür, jeden Tag wenigstens für kurze Zeit ins Freie zu gehen und ein paar Sonnenstrahlen einzufangen: *Let the sunshine in!*

Bewegung brauchen wir ohnehin, um gesund zu bleiben, denn mit den Knochen verhält es sich genau wie mit den Muskeln: Sie bleiben nur stark, wenn man sie immer wieder trainiert. Bewegung an der frischen Luft ist besonders gesund und stärkt nebenbei auch gleich noch das Abwehrsystem. Gehen Sie, wenn irgend möglich, 15 bis 30 Minuten pro Tag in die Sonne. Lassen Sie zum Beispiel Gesicht und Arme von der Sonne bescheinen und tragen Sie in der Zeit keine Creme mit Sonnenschutzfaktor oder gar einen »Sunblocker« auf. Natürlich bleibt eine zu lange und intensive Sonneneinstrahlung für die Haut auch weiterhin gefährlich, aber – wie immer im Leben – es kommt auf die Dosierung an. In Maßen genossen, sind die Sonnenstrahlen für uns eben auch gesund, und zwar nicht nur für die Vitaminversorgung, sondern auch für die Seele. Im Sommer ist es häufig möglich, sich auch nach Feierabend noch ein wenig in die Sonne zu begeben. Nutzen Sie im Frühling und im Herbst die Mittagszeit, wenn es draußen am hellsten ist, zu einem zügigen Spaziergang. Vielleicht können Sie sogar Walkingstöcke mit zur Arbeit nehmen und sie pünktlich zur Mittagspause zücken, um nach draußen zu gehen.

Und greifen Sie in der dunklen Jahreszeit zu angereicherten Lebensmitteln oder Nahrungsergänzungsmitteln. Da altersbedingte Veränderungen die körpereigene Vitamin-D-Produktion hemmen können, kann dies mit zunehmendem Alter umso sinnvoller sein. Lassen Sie sich bei der Einnahme von Präparaten aber auf jeden Fall ärztlich beraten. Werden »aufs Geratewohl« genommene Präparate überdosiert, kann dies gesundheitlich nachteilige Folgen haben.

Folsäure

Folsäure ist für die Zellteilung, vor allem im zentralen Nervensystem, und für die Reproduktion des Erbguts (DNS) zuständig. Deshalb ist sie schon für ungeborene Kinder äußerst wichtig, und zwar vom Tag der Befruchtung an. Schwangere und alle Frauen, die schwanger werden möchten oder könnten, sollten deshalb ganz besonders auf eine gute Versorgung mit Folsäure achten. Weil sie so viel Obst und Gemüse essen, stehen Veganerinnen in dieser Hinsicht zum Glück sehr gut da.

Aber auch Männer brauchen natürlich ausreichend Folsäure. Außer den genannten Aufgaben ermöglicht sie den Stoffwechsel von Aminosäuren und hilft beim Abbau des schädlichen Homocysteins.

Ein Nachteil ist, dass der Körper nur sehr kleine Mengen Folsäure (etwa 5 – 10 mg) speichern kann. Da diese Vorräte nur für wenige Wochen reichen, muss ständig für Nachschub gesorgt werden.

Folsäure steckt zum Beispiel in grünem Gemüse, Hülsenfrüchten, Nüssen, Pflanzenölen, Samen, Tofu oder Vollkornprodukten. Besonders reichlich vorhanden ist sie in frischem Spinat, Feldsalat, Endivien, Blumenkohl, Brokkoli, Fenchel, Sojamehl, Sojasprossen, Weizenkeimen und frisch gepresstem Orangensaft. Das bereits erwähnte Glas O-Saft zum Essen ist also nicht nur für die Eisenversorgung und die Knochen (siehe Seite 184), sondern auch für die Versorgung mit Folsäure immer eine gute Wahl.

Da sie sowohl licht- als auch hitzeempfindlich und zudem noch wasserlöslich ist, schwindet Folsäure bei langer oder falscher Lagerung, allzu ausgiebigem Waschen und beim Kochen schnell dahin. Deshalb frisches Gemüse lieber häufiger und in kleinen Mengen einkaufen, nur kurz lagern und viel Rohkost essen.

Bei der Einnahme von Folsäure-Nahrungsergänzungsmitteln ist zu beachten, dass dadurch ein Vitamin-B_{12}-Mangel überdeckt werden kann (beide Vitamine stehen miteinander in Wechselwirkung). Auch in diesem Fall sollten Sie sich kompetent beraten lassen!

Fazit

Wenn wir es gelassen und nüchtern betrachten, ist die Sache mit der Vitaminversorgung bei bewusster veganer Ernährung also gar nicht so wild. Informierte Veganerinnen und Veganer achten auf eine regelmäßige Zufuhr von hochwertigem Vitamin B_{12}, bewegen sich täglich bei Tageslicht und sorgen in der dunklen Jahreszeit mit einem Vitamin-D-Ergänzungsmittel für ihre Knochen. Achten Sie gewissenhaft darauf, diese Grundregeln einzuhalten, und lassen Sie sich – vor allem in besonderen Lebenssituationen (wie Schwangerschaft, Säuglingsalter, Kindesalter, Pubertät) – kompetent beraten, und zwar auch dann, wenn Sie meinen, eh schon alles zu wissen. Es ist nie verkehrt, sich fachkundige Rückmeldung zu holen, das eigene Ernährungswissen kritisch zu hinterfragen und sich gegebenenfalls – mit großem Nutzen für die Gesundheit der ganzen Familie! – auch einmal korrigieren zu lassen.

Damit können wir uns im nächsten Kapitel der letzten wichtigen Nährstoffgruppe zuwenden, den Mineralstoffen.

Zunächst aber noch ein paar supergesunde Rezepte, die für einen kräftigen Vitaminschub sorgen.

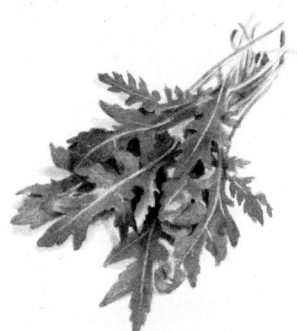

5 Rezepte mit Vitaminschub

Smoothie »Island Sunrise«

Ein bewährtes Grundrezept, das sich unendlich variieren lässt. Bananen sorgen für eine cremige Konsistenz und die geschmackliche Erdung aller anderen Zutaten. Seidentofu lässt sich gut durch Sojajoghurt oder Kokosmilch ersetzen. Statt O-Saft ist jeder andere Saft willkommen und das frische Obst folgt problemlos dem aktuellen Angebot der Saison.

Tiefgefrorene Zutaten sorgen dafür, dass der Smoothie erfrischend kühl ist. In der Zeit der frischen Beeren können Sie genauso gut auch die Bananen – geschält und in große Stücke geschnitten – einige Stunden vor der Smoothie-Zubereitung in den Tiefkühler legen.

4 Bananen
200 g Seidentofu
200 ml Orangensaft, frisch gepresst
200 g Himbeeren, tiefgefroren
200 g Blaubeeren, tiefgefroren
2 EL Weizenkeime
bei Bedarf Mineralwasser
4 Zweige Zitronenmelisse oder Pfefferminze

- Bananen schälen und grob zerkleinern.
- Mit allen übrigen Zutaten (bis auf die Kräuterzweige) in einen Mixer geben und gründlich mixen, bis alles gut vermischt und eine cremige Flüssigkeit entstanden ist.
- Smoothie in Gläser füllen, bei Bedarf mit Mineralwasser auffüllen.
- Mit den Kräuterzweigen verzieren und servieren.

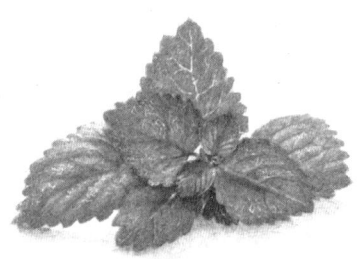

Spinatsalat mit Grapefruit und Avocado

Eine Grapefruit filetieren – wie geht das eigentlich? Ganz einfach: Ein scharfes Messer und eine ruhige Hand, mehr ist nicht erforderlich. Schneiden Sie als Erstes von der Grapefruit einen glatten Deckel ab. Jetzt können Sie die Frucht fest vor sich auf ein Schneidebrett stellen. Schneiden Sie jetzt jeweils von oben nach unten rundum die Schale ab, und zwar so großzügig, dass die gesamte äußere Außenhaut mit abkommt und nur noch das eigentliche Fruchtfleisch zu sehen ist. Jetzt nehmen sie die Frucht fest in eine Hand, halten sie über eine Schale, die ihre Filetstückchen und den herabtropfenden Saft auffangen kann, und schneiden dicht an den Trennhäuten entlang die einzelnen Filets heraus. Fertig!

150 g junge Spinatblätter
2 rote Grapefruits
2 reife Avocados
1 kleine rote Zwiebel
½ Granatapfel
2 EL Sonnenblumenkerne
4 EL Walnussöl
2 EL weißer Balsamico-Essig
½ TL Vollrohrzucker

- Den Spinat von den Stielen befreien, in mundgerechte Stücke schneiden und in eine Salatschüssel geben.
- Grapefruits schälen und filetieren. Avocados schälen, entkernen und in schmale Streifen schneiden.
- Zwiebel schälen und in feine Ringe schneiden.
- Grapefruitfilets, Avocadostreifen und Zwiebelringe auf den Spinatblättern verteilen.
- Kerne aus der Granatapfelhälfte lösen und mit den Sonnenblumenkernen über den Salat streuen.
- Öl, Essig und Zucker in einer Schüssel gut verquirlen und in einer kleinen Karaffe zu dem Salat servieren.

Melonen-Tomaten-Salat mit Basilikum-Orangen-Vinaigrette

Obst und Tomaten in einem Salat – warum eigentlich nicht? Diese Kombi schmeckt herrlich frisch und ist hübsch anzusehen.

Für den Salat:
500 g Wassermelone
300 g Honigmelone
1 Pfirsich
1 Nektarine
1 rote Pflaume
500 g Fleischtomaten
300 g Cherrytomaten
2 EL Kürbiskerne

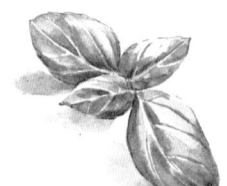

Für die Vinaigrette:
1 Stück Ingwer (1 – 2 cm groß)
1 Knoblauchzehe
4 EL Orangenmarmelade
2 EL Rotweinessig
5 – 6 große Basilikumblätter
1 MSP Salz
1 MSP Pfeffer
4 EL Distelöl

- Für den **Salat** Wasser- und Honigmelone aus der Schale schneiden und in mundgerechte Stücke zerkleinern.
- Pfirsich, Nektarine und Pflaume entkernen und in schmale Spalten schneiden.
- Fleischtomaten achteln, Cherrytomaten halbieren.
- Obst, Gemüse und Kürbiskerne in einer breiten, flachen Schale locker miteinander vermischen.
- Für die **Vinaigrette** den Ingwer und die Knoblauchzehe schälen und grob hacken.
- Ingwer, Knoblauch und restliche Zutaten außer dem Öl im Mixer oder in einem Rührbecher mit dem Pürierstab gut miteinander vermischen.
- Zuletzt nach und nach das Öl zugießen und alles zu einer glatten Vinaigrette mixen.
- Die Vinaigrette kurz vor dem Servieren über den Salat träufeln.

Goldener Hexenkessel

Sehr gut passt der würzige Hexenkessel – nicht nur wegen seines Namens –
als Mitternachtssuppe. Manche sagen, er habe magische Kräfte …

1 frischer Maiskolben (oder 150 g Maiskörner, gegart)
Salz
300 g Butternut- oder Hokkaidokürbis
1 große Süßkartoffel
2 große Möhren
1 rote Zwiebel
2 EL Olivenöl
700 ml Gemüsebrühe
75 g Cashewnüsse (gern preiswerter Cashewnussbruch)
150 ml Wasser
450 g Kichererbsen, gegart
1 EL Würzhefeflocken
¼ TL Kurkuma
¼ TL Currypulver
1 MSP Paprikapulver
1 MSP Zimt, gemahlen
1 Prise Vollrohrzucker
Pfeffer

- Maiskolben in Salzwasser bissfest garen, abgießen und abkühlen
  lassen. Aufrecht halten und mit einem scharfen Messer die Maiskörner
  abschneiden. (Oder: Maiskörner gut abtropfen lassen.)
- Butternutkürbis schälen, von Kernen befreien und würfeln. (Hokkaidokürbis nur würfeln, nicht schälen.)
- Süßkartoffel schälen und würfeln, Möhren putzen und in Scheiben
  schneiden, Zwiebel schälen und grob hacken. Zwiebel im Öl glasig
  dünsten, Kürbis, Süßkartoffel und Möhren zugeben und einige Minuten
  mitdünsten lassen.
- Mit der Gemüsebrühe ablöschen, zum Kochen bringen und bei geringer
  Hitze etwa 20 Minuten leise köcheln lassen, bis das Gemüse gar ist.
- Maiskörner mit Cashewnüssen und Wasser in einem starken Mixer glatt
  pürieren und mit den gegarten Kichererbsen in die Suppe rühren.
- Suppe noch einmal erhitzen. Gewürze zugeben und mit Salz und Pfeffer
  abschmecken. (Wer es schärfer mag, kann noch an der Curry-Stellschraube
  drehen …)

Crêpes mit Erdbeercreme

Für die Crêpes:
250 g Weizenmehl (Type 1050)
2 TL Backpulver
100 g Seidentofu
1 EL Distelöl
500 ml Wasser
½ TL Salz

Für die Erdbeercreme:
500 g frische Erdbeeren
500 g Vanille-Sojajoghurt
2 EL Erdnüsse, ganze Kerne

außerdem:
einige Zweige Minze oder Zitronenmelisse
Crêpes-Maker oder Crêpes-Pfanne
Teigverteiler und Teigwender

- Für die **Crêpes** alle Zutaten in einem Mixer, in der Küchenmaschine oder mit einem Handrührgerät gut vermischen und den Teig 1 Stunde bei Raumtemperatur ruhen lassen.
- Einige Erdbeeren beiseite legen und für die **Erdbeercreme** die restlichen Beeren entstielen und je nach Größe halbieren oder vierteln. Die Hälfte der Beeren mit dem Joghurt im Mixer oder mit dem Pürierstab pürieren, die restlichen Beeren und die Erdnüsse darunterziehen.
- Crêpes-Maker oder Crêpes-Pfanne erhitzen, eine Suppenkelle voll Teig hineingeben und mit dem Teigverteiler in kreisenden Bewegungen verstreichen, bis der gesamte Pfannenboden gleichmäßig bedeckt ist.
- Crêpe etwa 1 Minute backen, mit dem Teigwender umdrehen und von der anderen Seite noch einmal etwa ½ Minute backen. Zum Schluss ein letztes Mal wenden, damit beim Essen die knusprige Seite nach außen kommt. Mit dem restlichen Teig genauso verfahren, bis er aufgebraucht ist.
- Fertige Crêpes auf Teller legen, jeweils in der Mitte mit der Füllung belegen (dabei außen viel Rand frei lassen) und mit dem Teigwender von allen Seiten zuklappen.
- Mit den zurückgelegten Beeren und Minze- oder Melisseblättchen garnieren.

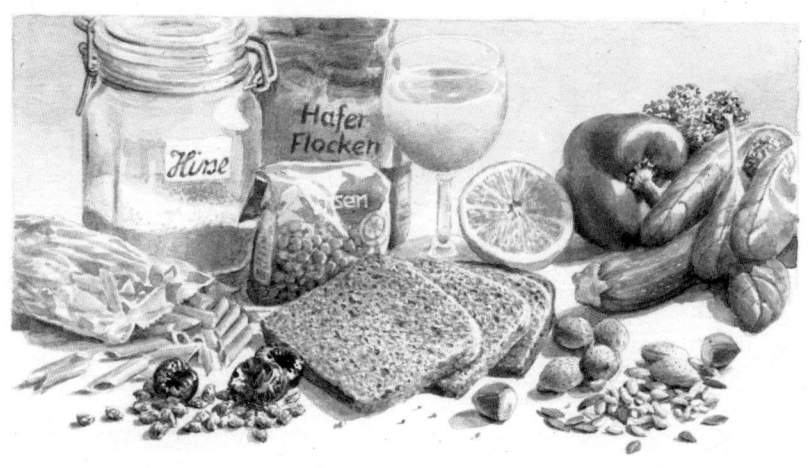

Eiserne Regeln befolgen!
Auf Mineralstoffe achten

Die gute Nachricht zuerst: Mit vielen Mineralstoffen (zum Beispiel Kalium und Magnesium) sind Veganerinnen und Veganer von Haus aus besser versorgt als die Allgemeinbevölkerung, weil sie einfach mehr Körner, Obst und Gemüse essen. Lediglich bei manchen Stoffen wie Eisen, Jod, Kalzium und Zink kann es bei ihnen Engpässe geben (die in der einen oder anderen Form aber auch beim Rest der Bevölkerung auftreten können). Gerade beim Jod sind zum Beispiel nicht vegane Essgewohnheiten, sondern andere Faktoren (Stichwort »jodarme Böden«) verantwortlich. Wer gut informiert ist und seine Ernährung nach diesen Informationen plant, kann bei den kritischen Mineralstoffen aber sehr gut gegensteuern.

Fangen wir also gleich mit dem Mineralstoff an, bei dem die Skepsis oft am größten ist: dem Eisen.

Ruhig Blut beim Thema Eisenmangel

Für die körperliche Leistungsfähigkeit spielt Eisen eine wichtige Rolle. Es ist Teil des Blutfarbstoffs Hämoglobin, der für den Sauerstofftransport

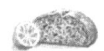

benötigt wird. Mangelt es an Eisen, kann weniger Sauerstoff im Blut transportiert werden, und darunter leidet die Leistungskraft. Darüber hinaus ist Eisen für den Energiestoffwechsel in der Zelle notwendig. Bei sportlich sehr aktiven Menschen ist der Eisenbedarf erhöht, da Leistungssport zu einer vermehrten Eisenausscheidung über Schweiß und Urin und einem schnelleren Abbau der roten Blutkörperchen führt. Ähnliches gilt für Frauen im gebärfähigen Alter, die durch die Monatsblutung regelmäßig Eisen verlieren. Diese Aussagen gelten aber unabhängig von der Ernährungsform, denn Eisenmangel ist der weltweit häufigste Nährstoffmangel. Etwa 30 Prozent der Weltbevölkerung sollen betroffen sein, in Industrieländern je 20 Prozent der Schwangeren und Kinder.

Viel häufiger ist aber ein latenter Eisenmangel. Der Serumferritin-Wert, mit dem das sogenannte »Speichereisen« bestimmt werden kann, sinkt dann unter 15 µg pro l Blut. (Der Normwert bei Frauen vor der Menopause beträgt zwischen 30 und 150 µg/l und bei Männern zwischen 30 und 300 µg/l.) Typische Symptome eines solchen Mangels sind Müdigkeit, Abgeschlagenheit, Leistungsabfall, Konzentrationsstörungen, Blässe und eine erhöhte Infektionsanfälligkeit.

Und aus einem latenten Mangel kann natürlich schnell auch mal ein manifester Mangel werden. Das ist dann der Fall, wenn der Serumferritin-Wert unter 12 µg/l sinkt. Wegen des Blutverlusts während der Menstruation brauchen Frauen mehr Eisen als Männer. Auch in der Schwangerschaft ist der Bedarf durch die Versorgung des ungeborenen Kindes und den Aufbau der Plazenta stark erhöht und nach der Geburt müssen die dabei entstandenen Eisenverluste ausgeglichen werden. Kinder und Jugendliche brauchen Eisen für ihr Wachstum.

Verdauungs- und Resorptionsstörungen können die Versorgung gefährden. In vielen Fällen reicht aber schlicht die Zufuhr nicht aus. Empfohlen werden von Ernährungswissenschaftlern zum Beispiel für Männer von 25 bis unter 51 Jahren 10 mg, für Frauen 15 mg Eisen pro Tag. Bei Schwangeren steigen die Richtwerte auf 30 mg pro Tag. In Deutschland erreichen jedoch 14 Prozent der Männer und 58 Prozent der Frauen die täglich empfohlene Zufuhr nicht.

Halten wir also erst einmal fest: Nicht nur Veganerinnen und Veganer sind betroffen. Weil aber Eisen für die Gesundheit so wichtig ist, muss der Eisenzufuhr unsere besondere Aufmerksamkeit gelten.

Gute pflanzliche Eisenquellen

In diesem Zusammenhang wird immer mal wieder behauptet, pflanzliche Lebensmittel enthielten »nicht so viel« Eisen. Das stimmt so nicht. Es gibt eine ganze Reihe sehr guter pflanzlicher Eisenquellen, zum Beispiel Vollkorngetreide, dunkelgrünes Gemüse sowie Trocken- und Hülsenfrüchte.

Auch Lakritze, Apfel- und Rübenkraut (Zuckerrübensirup) und die bei der Herstellung von Rohrzucker anfallende Melasse haben Eisen im Gepäck, sodass wir sogar unseren »Süßhunger« zur Eisenaufnahme nutzen können. Ein idealer Naschproviant ist zum Beispiel ein Studentenfutter mit Nüssen und Rosinen (oder anderen Trockenfrüchten), das uns mit vielen guten Nährstoffen versorgen kann.

Pflanzliche Eisenquellen gibt es also reichlich. Internationale Studien zeigen denn auch, das Veganerinnen und Veganer nicht weniger Eisen aufnehmen als die Allgemeinbevölkerung. Trotzdem sind ihre Eisenspeicher-Werte niedriger. (Oft liegen sie im unteren Normbereich.) Das Problem ist also in vielen Fällen nicht die Eisenzufuhr. Der Knackpunkt liegt in der Aufnahme (Resorption) des verzehrten Eisens durch den Körper, die bei Mischköstlern deutlich höher liegt (20 – 40 gegenüber 1 – 15 Prozent), wobei sie individuell bedarfsbedingt auch kräftig schwanken kann.

Gute pflanzliche Eisenquellen

▷ *Getreide*, vor allem Hirse, Hafer, Amarant und Quinoa.

▷ *Vollkorngetreideprodukte* wie Haferflocken, Vollkornnudeln, Vollkornbrot.

▷ *Hülsenfrüchte* wie Linsen, Erbsen, Kidneybohnen, Sojabohnen.

▷ *Grüne Gemüsearten* wie Spinat, Mangold, Grünkohl, Feldsalat, Rucola, Erbsen, Zucchini, grüne Paprika, Petersilie.

▷ *Dunkelrote Gemüsearten und Früchte* wie Rote Beten, rote Paprika, rote Trauben, Kirschen, rote und schwarze Johannisbeeren.

▷ *Trockenfrüchte* wie Aprikosen, Feigen, Datteln, Backpflaumen und Rosinen.

▷ *Samen* wie Kürbis-, Sonnenblumen-, Pistazienkerne, Sesamsamen.

▷ *Nüsse* wie Mandeln, Haselnüsse.

▷ *Rote Säfte* wie Holunderbeerensaft, roter Trauben- und Beerensaft.

▷ *Süßes* wie Zuckerrübensirup, Apfelkraut, Melasse, Lakritze.

(Immer in Kombination mit Vitamin-C-haltigen Nahrungsmitteln genießen!)

In erster Linie wird die Resorption jedoch durch die sogenannte Bioverfügbarkeit bestimmt.

Auf die Bioverfügbarkeit kommt es an

Eine Sorge, die von Skeptikerinnen und Skeptikern immer wieder gern ins Feld geführt wird, lautet, die pflanzliche Kost könne den Bedarf an Eisen nicht decken, weil das pflanzliche Eisen »nicht so gut« sei wie das tierische. Tatsächlich wird das Eisen aus Nahrungsmitteln tierischen Ursprungs besser verwertet. In pflanzlichen Nahrungsmitteln findet sich das Eisen vor allem in der drei-, in geringerem Umfang auch in der besser verwertbaren zweiwertigen Form.

Aber nicht nur die Bioverfügbarkeit ist für die tatsächliche Aufnahme von Eisen ausschlaggebend. Sie hängt auch von der Anwesenheit aufnahmefördernder und -hemmender Faktoren ab, wobei das Eisen tierischer Herkunft weniger von solchen Faktoren beeinflusst wird. Mit anderen Worten: Veganerinnen und Veganer müssen stärker darauf achten, womit sie eisenhaltige Nahrungsmittel kombinieren. Wenn sie unter Eisenmangel leiden, ist nämlich meist eine ungünstige Zusammenstellung des Speiseplans verantwortlich. Unter Beachtung einiger weniger Regeln lassen sich solche nachteiligen Umstände aber leichter vermeiden.

Im Wesentlichen geht es darum, möglichst viele eisenhaltige Nahrungsmittel zu sich zu nehmen und diese mit Vitamin-C-haltigen Nahrungsmitteln zu kombinieren. Denn: Die Eisenresorption im Körper wird durch die zeitnahe Zufuhr von Vitamin C verbessert. Mit seiner Hilfe kann dreiwertiges in zweiwertiges Eisen umgewandelt und dadurch besser von den Darmzellen aufgenommen werden. Schon kleine Mengen Vitamin C können die Eisenaufnahme um das Zwei- bis Dreifache steigern. Letztlich kommt also alles auf die geschickte Kombination von Lebensmitteln an.

Pflanzliche Eisenquellen mit Vitamin C zu ergänzen, ist nämlich ganz einfach: Trinken Sie zum Essen Orangensaft, schneiden Sie rote Paprika in einen grünen Blattsalat, essen Sie Vollkornreis mit Erbsen oder Spinat, rühren Sie Zitronensaft, Sanddorn- oder Hagebuttenmus in die Salatsauce, mischen Sie Trockenobst ins Müsli, löffeln Sie Haferflocken mit Sojajoghurt und Kiwi und verwenden Sie Zitrusfrüchte, schwarze Johannisbeeren, Erdbeeren oder anderes Obst für den Nachtisch – der Fantasie sind keine Grenzen gesetzt.

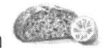

Was die Eisenaufnahme fördert:

▷ Alle Lebensmittel, die Vitamin C oder andere organische Säuren wie Milchsäure enthalten wie Zitrusfrüchte, Kiwis, Mangos, Papayas, Guaven, rote Paprika, Kartoffeln, Erbsen, Brokkoli, Grünkohl, Schwarzwurzeln, Sauerkraut, Hagebutten, Sanddornbeeren, schwarze Johannisbeeren, Erdbeeren.

▷ Getreide mahlen, erhitzen, keimen, mit Sauerteig backen.

Was die Eisenaufnahme hemmt:

▷ Schwarzer oder grüner Tee (wegen der Gerbstoffe)

▷ Sojaproteine

▷ Kalzium (zum Beispiel in angereichertem Sojadrink)

▷ Phytate in Getreide (vor allem in Weizenkleie) und Hülsenfrüchten

Auch das zu einer Mahlzeit genossene Getränk kann eine willkommene Vitamin-C-Quelle sein. Eine Saftschorle mit Orangensaft schmeckt wunderbar frisch und hilft bei der Aufnahme des für den Körper so wichtigen Eisens. Ein toller Alleskönner ist in diesem Zusammenhang auch roter Traubensaft: Er enthält Eisen und Vitamin C in einem. Gewöhnen Sie sich an, zum Essen ein Glas rote Traubensaftschorle zu trinken. Allein damit haben Sie schon etwas für Ihre Eisenversorgung getan.

Was die Bioverfügbarkeit beeinträchtigen kann

Leider gibt es aber nicht nur Stoffe, die die Eisenaufnahme fördern, sondern auch solche, die sie erheblich beeinträchtigen können. Ein solcher sogenannter Hemmfaktor sind Phytate, die das Eisen binden, sodass es für den Körper nicht mehr zur Verfügung steht.

Der Phytatgehalt von Getreide und Hülsenfrüchten lässt sich aber deutlich verringern, wenn man sie einweicht, keimen oder fermentieren lässt. Vollkornbrote aus Hefe- oder Sauerteig sind deshalb eine bessere Eisenquelle als Brote, die mit mineralischen Backtriebmitteln gebacken sind. Und auch das bereits im vorigen Abschnitt empfohlene Vitamin C wirkt dem hemmenden Effekt der Phytate entgegen.

Auch die in schwarzem und grünem Tee enthaltenen Gerbstoffe können die Eisenaufnahme hemmen. Das Gleiche gilt für das zum Bei-

spiel im angereicherten Sojadrink enthaltene Kalzium oder für Sojaproteine. Ein Glas Sojadrink oder Tee zum Essen ist also keine so gute Idee.
Genießen Sie beide eher unabhängig von Ihren Mahlzeiten.

Weil sich die Zusammenhänge in Kurzform besser einprägen, spreche
ich gern von den »drei eisernen Regeln«, die es für eine gesunde Versorgung mit Eisen zu befolgen gilt.

Die drei eisernen Regeln

▷ *Regel Nummer 1:* Möglichst oft eisenreiche pflanzliche Lebensmittel wählen! (Gute pflanzliche Eisenquellen finden Sie auf Seite 177.)

▷ *Regel Nummer 2:* Dazu Vitamin C zu sich nehmen! (Für die Eisenaufnahme förderliche pflanzliche Lebensmittel finden Sie auf Seite 179.)

▷ *Regel Nummer 3:* Dazu gleichzeitig nichts essen oder trinken, was die
Eisenaufnahme hemmt! (Die Eisenaufnahme hemmende pflanzliche
Lebensmittel finden Sie auf Seite 179.)

Eisenwerte im unteren Normbereich sind eher vorteilhaft

Befindet sich Ihr Wert, wie dies für Veganerinnen und Veganer typisch
ist, im unteren Normbereich, ist dies nicht mit einem Eisenmangel gleich-
zusetzen. Inzwischen wird vermutet, dass ein zu hoher Eisenwert schäd-
licher ist als eine leicht erniedrigte Eisenversorgung. Freies Eisen kann im
Körper die Entstehung von freien Radikalen fördern, die organische Ver-
bindungen im Organismus schädigen können. Außerdem soll es Krankheiten wie Krebs oder Diabetes begünstigen und Infektionen fördern. Die
derzeit als »normal« geltenden Eisenwerte sind wahrscheinlich zu hoch
angesetzt. Eisenwerte in der unteren Hälfte des Normbereichs erscheinen
deshalb nun in einem günstigeren Licht. Denkbar ist sogar, dass manche
der gesundheitlichen Vorteile bei einer veganen Kost auf die niedrigeren
Eisenwerte zurückzuführen sind. Dass während einer Schwangerschaft die
Eisenwerte leicht sinken, kann sinnvoll und »physiologisch gewollt« sein,
weil es bakterielle Infekte abwehrt (denn auch Bakterien brauchen Eisen
zum Wachstum). Mit anderen Worten: Zu viel Eisen kann auch ungesund
sein. Einen echten Eisenmangel, der ernsthafte Gesundheitsschäden her-
vorrufen kann, sollten Sie aber natürlich nicht riskieren. Niedriger als in
den unteren Normbereich sollten Ihre Eisenwerte nicht sinken.

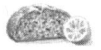

Vor der eigenmächtigen Einnahme von Eisenpräparaten auf bloßen Verdacht hin wiederum kann nur gewarnt werden. In einer groß angelegten Studie sind ernst zu nehmende Risiken einer zu hohen Eisenzufuhr beobachtet worden. Verschiedene Erkrankungen, darunter Dickdarmkrebs und Diabetes Typ 2, waren häufiger zu beobachten. Selbst ein Zusammenhang von Herz-Kreislauf-Erkrankungen und zu hoher Eisenzufuhr wird derzeit zumindest nicht ausgeschlossen. Gesundheitliche Vorteile einer erhöhten Eisenzufuhr dagegen sind nicht bekannt.

Lassen Sie deshalb Ihren Eisenstatus regelmäßig überprüfen und sich von Werten im unteren Normbereich nicht beunruhigen. Nur wenn die Hämoglobinwerte tatsächlich unterhalb der Norm liegen und die Eisenspeicher leer sind, sollten vorübergehend unter ärztlicher Absprache Eisenpräparate eingenommen werden. Bleiben Sie auch in der Schwangerschaft beim Thema Eisenmangel gelassen und nehmen Sie Eisenpräparate ohne ärztliche Diagnose und Beratung nicht prophylaktisch ein.

Jodversorgung im Auge behalten

Jodmangel ist hierzulande wegen der jodarmen Böden ein ganz allgemeines, von der Ernährungsweise unabhängiges Problem. Dennoch sind Veganerinnen und Veganer, wenn sie nicht regelmäßig jodiertes Speisesalz und Algen essen oder Jodpräparate nehmen, vergleichsweise schlechter versorgt, weil sie auch keine Kuhmilch trinken, die vegetarisch lebenden Menschen als wichtige Jodquelle dient (wenn auch teilweise nur wegen der Jodzugaben im Tierfutter). In vergleichenden Studien ergab sich, dass die Jodzufuhr bei veganer Ernährung ohne Verwendung von Jodsalz oder Jodpräparaten teilweise nur 40 bis 50 Prozent der empfohlenen Mengen erreicht.

Jod ist vor allem für die Schilddrüse wichtig. Bekommt sie nicht genug Jod, kann es zu einer »Struma«, also zu einer krankhaften Vergrößerung und zu Funktionsstörungen dieses für den gesamten Körper so wichtigen Organs kommen.

Gute pflanzliche Jodquellen
Jodiertes Meersalz und Speisesalz, Meersalz mit Meeresalgen, Nori-Algen

Die mit einem Jodmangel verbundenen Risiken sind in der Schwangerschaft besonders groß. Tod- und Fehlgeburten drohen. Später im Säuglingsalter kann es zu Wachstumsstörungen und Kretinismus kommen. Schwere, unumkehrbare Schädigungen des Zentralnervensystems und anderer Teile des Organismus sind möglich. Deshalb ist es wichtig, rechtzeitig konsequent gegenzusteuern.

Empfohlen wird deshalb, ausschließlich jodiertes Speisesalz oder Meersalz mit Algen zu verwenden, deren Jodgehalt auf der Packung klar definiert ist.

Auch der gelegentliche Verzehr von Meeresalgen in frischer oder getrockneter Form kann die Jodversorgung verbessern. Das Meeresgemüse ist nicht nur schmackhaft, sondern auch gesund, denn es liefert reichlich Vitamine, Mineralstoffe und bioaktive Substanzen. Allerdings sind die Unterschiede im Jodgehalt je nach Algenart beträchtlich. Zudem können die Werte schwanken. Stark jodhaltige Algen wie Arame, Kombu, Wakame und Hijiki können nachteilige Effekte haben, womöglich sogar eine Schilddrüsenüberfunktion auslösen. Das Bundesamt für Risikobewertung bezeichnet getrocknete Algen mit einem Jodgehalt von mehr als 20 mg / kg als gesundheitsschädlich und rät von deren Verzehr ab. Bei Schilddrüsenüberfunktion oder -unterfunktion ist besondere Vorsicht geboten.

Bei Rotalgen wie der Nori-Alge ist der gelegentliche Verzehr unbedenklich. Trotz des relativ geringen Jodgehalts sollten aber auch sie nur in Maßen verzehrt werden. In den Rezepten ab Seite 81 finden Sie zwei praktische Anwendungsbeispiele, eine vegane Paella und einen veganen »Heringssalat«.

Kalzium für stabile Knochen

Gesunde Knochen brauchen Kalzium. Üblicherweise wird in diesem Zusammenhang auf Milch und Milchprodukte verwiesen, die Veganerinnen und Veganer aus den bekannten Gründen ja gerade nicht zu sich nehmen. (Darüber hinaus hat die Milch, nebenbei bemerkt, als Kalziumquelle auch so ihre Tücken; wegen ihres hohen Proteingehalts kann sie bei einer insgesamt hohen Zufuhr an tierischem Protein die Kalziumausscheidung über den Urin verstärken und mit zunehmendem Alter wird die in Milch enthaltene Laktose von vielen auch schlecht vertragen.)

Wenn die Knochen wachsen (besonders im Säuglingsalter oder in der Pubertät), ist der Kalziumbedarf besonders hoch. Bis zum 18. Lebensjahr ist 90 Prozent der maximalen Knochenmineraldichte erreicht, ab dem 25. oder 30. Lebensjahr beginnt der Abbau, der sich bei Frauen in den Wechseljahren noch einmal beschleunigt.

Neben dem Aufbau von Zähnen und Knochen ist Kalzium auch für die Blutgerinnung und die neuromuskuläre Erregbarkeit zuständig. Kalziummangel lässt die Knochendichte schwinden, sodass das Osteoporoserisiko steigt – und mit ihm die Wahrscheinlichkeit von Knochenbrüchen.

Ab dem 19. Lebensjahr wird von DGE, ÖGE und SGE eine Kalziumzufuhr von 1000 mg pro Tag empfohlen. Nehmen Veganerinnen und Veganer weniger als 525 mg Kalzium pro Tag zu sich, haben sie nachgewiesenermaßen eine geringere Knochenmineraldichte und ein höheres Osteoporoserisiko. Liegt ihre Kalziumzufuhr darüber, ist auch das Risiko bei ihnen nicht höher als bei nichtveganen Vergleichspersonen. Achten Sie deshalb stets auf eine ausreichende Kalziumzufuhr. Dies gilt insbesondere für schwangere und stillende Mütter sowie für Kinder, Jugendliche und ältere Menschen.

Pflanzliche Kalziumquellen anzapfen

Zum Glück können wir uns aus pflanzlichen Quellen gut mit Kalzium versorgen. Dies zeigen verschiedene Studien sowie Beobachtungen anderer, vor allem traditioneller, asiatischer Kulturen, die ganz ohne Milchwirtschaft auskommen.

Pflanzliche Lebensmittel, die viel Kalzium enthalten, sind zum Beispiel alle grünen Gemüsearten wie Brokkoli, Wirsing-, Grün- und Rosenkohl, Spinat, Mangold, Rucola, Kohlrabi, Fenchel oder Lauch. Aber auch Sojabohnen, grüne und weiße Bohnen sind reich an Kalzium, dazu Trockenfrüchte wie Feigen, Datteln, Aprikosen und viele Nüsse und Samen, vor allem Sonnenblumenkerne, Mandeln, Haselnüsse, Paranüsse und Sesam.

Greifen Sie immer wieder ganz bewusst zu den genannten Gemüsearten und anderen kalziumreichen Lebensmitteln, aber auch zu angereicherten Produkten. Zum Beispiel sollten Sie stets einen mit Kalzium angereicherten Pflanzendrink (zum Beispiel Sojadrink) verwenden.

Lassen Sie es sich außerdem zur Gewohnheit werden, auf so gut wie alles, das auch nur entfernt dazu passt, ein, zwei Esslöffel Sonnenblumenkerne oder Sesamsamen aufzustreuen. Im Küchenalltag als Würzmittel und kalziumreiche Zugabe für viele Saucen, Dressings und Brotaufstriche bestens geeignet ist wertvolles Sesammus (Tahin), das Sie in Bio-Qualität fertig kaufen, aber auch ganz leicht selbst herstellen können (siehe Rezept auf Seite 150).

Und besorgen Sie sich außerdem ein gutes Mineralwasser mit viel Kalzium (über 200 mg / l) und viel Magnesium (über 100 mg / l). Wird ein solches Wasser regelmäßig getrunken, kann es ebenfalls viel zur Knochengesundheit beitragen.

Doch nicht nur Kalzium ist für den Aufbau von Knochen und Zähnen wichtig. Damit Kalzium überhaupt aufgenommen und in das Knochengewebe eingebaut werden kann, ist Vitamin D nötig. Befolgen Sie deshalb die auf Seite 167 gegebenen Empfehlungen zur Vitamin-D-Versorgung.

Ein weiteres Plus der veganen Kost: Reichlich Obst und Gemüse zu essen, wirkt sich ganz allgemein auf die Knochengesundheit aus. Das darin enthaltene Kalium und das Vitamin K verringern die Kalziumausscheidung, Magnesium und Vitamin C sorgen für den besseren Erhalt der Knochenmasse.

Gute Kalziumquellen

▷ *Grüne Gemüsearten* wie Brokkoli, Grünkohl, Spinat, Mangold, Rucola, Fenchel, Kohlrabi, Lauch.

▷ *Samen* wie Sonnenblumenkerne, Sesamsamen, Sesammus.

▷ *Nüsse* wie Haselnüsse, Mandeln, Paranüsse, Nussmuse.

▷ *Trockenfrüchte* wie getrocknete Aprikosen, Feigen, Datteln, Weintrauben.

▷ *Amarant* und *Quinoa.*

▷ *Hülsenfrüchte* wie Sojabohnen, grüne und weiße Bohnen, Tofu, mit Kalzium angereicherter Sojadrink.

▷ *Kalziumreiches Mineralwasser* (über 200 mg / l).

Magnesium und Kieselsäure

Auch ohne Magnesium kann Kalzium nicht für den Aufbau von Knochen genutzt werden. Erst Magnesium aktiviert die zur Knochenbildung notwendigen Enzyme und sorgt für eine verbesserte Kalziumaufnahme im Darm. Darüber hinaus brauchen wir Magnesium auch für die Erregungsleitung von Muskeln und Nerven, für die Muskelkontraktion und für den Aufbau der Sehnen.

Gute Magnesiumquellen sind Mineralwässer (mit mehr als 100 mg Magnesium / l), Getreide, alle Vollkornprodukte und Hülsenfrüchte, Trockenfrüchte, Nüsse und Samen, Aprikosen, Bananen oder grüne Gemüsearten.

Kieselsäure schließlich unterstützt den Aufbau von Knochen und Knorpeln. Außerdem gilt sie als »Beauty Queen« unter den Nährstoffen, denn sie sorgt für starke Nägel und kräftiges, gesundes Haar. Sie steckt vor allem in den kleinen gelben Hirsekörnchen, die sich wunderbar zu vielen pikanten und süßen Gerichten verarbeiten lassen.

Gute pflanzliche Quellen für Magnesium

▷ *Getreide, Pseudogetreide und Vollkorngetreideprodukte* wie Amarant, Quinoa, Buchweizen, Grünkern, Hafer, Hirse, Naturreis, Haferflocken.

▷ *Nüsse und Samen* wie Cashew-, Hasel- und Walnüsse, Kürbis- und Sonnenblumenkerne, Sesam und Tahin (Sesammus).

▷ *Trockenfrüchte* wie Aprikosen, Feigen, Datteln.

▷ *Obst* wie Bananen, Aprikosen und Beerenfrüchte.

▷ *Hülsenfrüchte* wie Linsen, Bohnen, Sojabohnen, Kichererbsen, Erbsen.

▷ *Weizenkeime* und *Sojamehl.*

▷ *Magnesiumreiches Mineralwasser* (über 100 mg Magnesium pro l).

Gute pflanzliche Quellen für Kieselsäure

▷ *Getreide* und *Vollkorngetreideprodukte*, vor allem Hirse, Vollkornreis.

▷ *Kartoffeln mit Schale*

▷ *Bananen*

▷ *Wurzelgemüse*

Zink

Auch die Zufuhr von Zink kann bei veganer Ernährung kritisch sein. Die Aufnahmerate ist bei Lebensmitteln tierischer Herkunft höher, aus pflanzlichen Lebensmitteln ist Zink weniger gut verfügbar. (Im Mittel liegt sie bei 30 Prozent.) Aufnahmehemmend wirken sich einmal mehr Phytate (in Getreide und Hülsenfrüchten) sowie Tannine (Gerbstoffe, zum Beispiel im Tee) aus. Aufnahmefördernd sind Proteine und Zitronensäure. Der Phytatgehalt von Getreide lässt sich, wie bereits auf Seite 179 gesagt, durch Einweichen, Keimen und die Sauerteiggärung senken.

Zink hat wichtige Funktionen im Körper und einen großen Einfluss auf das Immunsystem. Es fördert die Aufrechterhaltung des Säure-Basen-Haushalts und ist am Sehvorgang, an der Wundheilung, an der Insulinspeicherung in der Bauchspeicheldrüse und an der Alkoholentgiftung beteiligt. Es wirkt antioxidativ und fungiert als sogenannter Co-Faktor von über 200 Enzymen, die ohne Zink nicht richtig wirken können. Bei einem Mangel kann es deshalb zur Störung zahlreicher Stoffwechselvorgänge kommen. Sehstörungen, verlangsamte Wundheilung und Immunschwäche können mögliche Symptome sein.

Weil die Aufnahmerate so niedrig ist, sollten Sie möglichst oft und regelmäßig pflanzliche Lebensmittel mit viel Zink zu sich nehmen. Beispiel dafür sind Vollkornprodukte, Ölsaaten, Spinat, grüne Erbsen, Soja- und Limabohnen oder Avocados.

Gute pflanzliche Quellen für Zink

▷ *Getreide, Pseudogetreide* und *Vollkornprodukte* wie: Naturreis, Hirse, Buchweizen, Hafer, Roggensauerteigbrote, Haferflocken.

▷ *Nüsse* und *Samen* wie Kürbiskerne, Paranüsse, Walnüsse, Sonnenblumenkerne, Sesamsamen, Tahin (Sesammus).

▷ *Gemüse* und *Obst* Spinat, grüne Erbsen, Mais, Spargel, Avocados, Datteln.

▷ *Pilze* wie Steinpilze, Austernpilze, Pfifferlinge.

▷ *Sonstige Quellen* Kakaopulver, Weizenkeime, Hefeflocken, Sojamehl.

Fazit

Wir sehen also: Mit vollwertigen, pflanzlichen Lebensmitteln lässt sich der Bedarf an Mineralstoffen gut decken. Auf potenziell kritische Stoffe wie Eisen, Kalzium und Zink sollten Veganerinnen und Veganer bei der Zusammenstellung ihres Speiseplans allerdings besonders achten. Sie sollten pflanzliche Lebensmittel mit hoher Nährstoffdichte essen, d. h. Lebensmittel, die bezogen auf den Kaloriengehalt besonders viele wertvolle Mineralstoffe enthalten, verzehren. Vollkornprodukte, Hülsenfrüchte, Nüsse und Samen, besonders Sesam oder Sesammus (Tahin), sowie grüne Gemüsearten wie Grün- und Wirsingkohl und besonders das Powergemüse Brokkoli sollten regelmäßig auf dem Speiseplan stehen.

Vor allem aber gilt der Rat: Durch Abwechslung und Vielfalt für die Deckung einer möglichst großen Bandbreite von Nährstoffen sorgen!

Und am allerwichtigsten bei allem: Jede Mahlzeit auf der Zunge zergehen lassen und in Ruhe genießen!

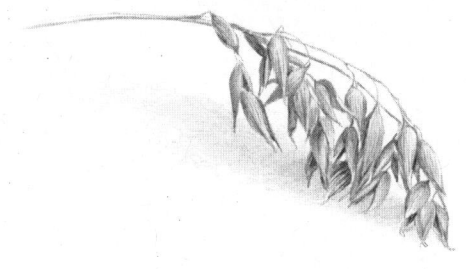

5 Rezepte mit starken Mineralstoffquellen

Smoothie »Go Green«

Betrachten Sie das folgende Rezept als Vorschlag und variieren Sie je nach Saison und Vorratslage. Alle grünen Gemüsearten sind geeignet, cremige Zutaten wie Bananen und Avocado machen den Smoothie zum Gaumenschmeichler und verschiedene Gewürze bringen Abwechslung ins Spiel.

2 Bananen
2 große Äpfel
1 reife Avocado
¼ Bund Petersilie
1 walnussgroßes Stück Ingwer
100 g grüne kernlose Trauben
150 g Brokkoliröschen
150 g Romanasalatblätter
150 g Spinatblätter
2 EL Leinsamen, gemahlen
½ TL Zimt, gemahlen
½ TL Gewürznelken, gemahlen
Wasser nach Bedarf
4 dünne Stängel Staudensellerie mit Blättern

- Bananen schälen und in Stücke schneiden.
- Äpfel entkernen und vierteln.
- Avocado halbieren, den Kern entfernen und das Fruchtfleisch herauslöffeln.
- Petersilie grob hacken. Ingwer schälen und grob hacken.
- Trauben, Brokkoliröschen, Romanasalat- und Spinatblätter zusammen mit Bananen, Äpfeln, Petersilie und Ingwer nacheinander in einen leistungsfähigen Mixer geben und so lange auf höchster Stufe mixen, bis eine gleichmäßige Flüssigkeit entstanden ist.
- In vier Gläser geben, mit Wasser auffüllen und umrühren. Je einen Stängel Sellerie so hineinstellen, dass die Blätter über den Glasrand ragen.

Go green!

Grüner Salat mit Erdbeeren und Knoblauch-Basilikum-Dressing

Erdbeeren gehören zu den leckersten Verpackungen von Vitamin C, das in diesem Salat die Aufnahme der Mineralstoffe fördert. Ein interessantes Dressing ergänzt das Nährstoffangebot.

Für den Salat:
1 kleiner Kopf Romanasalat
1 Handvoll Spinatblätter
250 g frische Erdbeeren
2 EL Sonnenblumenkerne

Für das Dressing:
4 EL vegane Mayonnaise (siehe Seite 94)
1 EL weißer Balsamico-Essig
1 EL Zitronensaft
1 EL Agavendicksaft
½ TL Kräuter der Provence
½ Knoblauchzehe
½ Bund Basilikum
1 TL Würzhefeflocken
Salz
Pfeffer

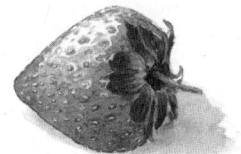

- Für den **Salat** Romanasalat und Spinatblätter von harten Stielen befreien und in mundgerechte Stücke schneiden.
- Erdbeeren putzen und je nach Größe vierteln oder halbieren.
- In eine große, breite Salatschüssel erst die grünen Blätter, dann die Erdbeeren geben und mit den Sonnenblumenkernen bestreuen.
- Für das **Dressing** alle Zutaten außer Salz und Pfeffer in einen Mixer geben und kräftig mixen oder in einen hohen Rührbecher geben und mit einem Pürierstab vermischen, bis eine gleichmäßige Flüssigkeit entstanden ist. Falls sie zu dick ist, noch ein wenig Essig oder Wasser zugeben und erneut mixen.
- Das Dressing mit Salz und Pfeffer abschmecken und über den Salat gießen.

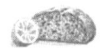

Brokkolirisotto mit Basilikum

Ein cremiges Risotto passt einfach immer. In diesem Rezept kommt der bereits viel gepriesene Brokkoli richtig zum Zuge. Lassen Sie den Reis ausgiebig ausquellen, damit er all die guten Zutaten in sich aufsaugen kann.

1 rote Zwiebel
250 g Arborio-Reis (Risottoreis)
2 EL Olivenöl
500 ml Gemüsebrühe (nach Bedarf auch mehr)
250 ml Weißwein oder Apfelsaft
250 g Brokkoliröschen
Salz
100 ml Soja- oder Reissahne
2 EL Würzhefeflocken
Pfeffer
Muskatnuss, frisch gerieben
½ Bund Basilikum
2 EL Sesamsamen

- Zwiebel schälen und fein hacken und unter ständigem Rühren mit dem Reis im heißen Olivenöl glasig dünsten.
- Nach einigen Minuten etwas Brühe zugießen (sie sollte den Reis knapp bedecken) und verdampfen lassen. Diesen Vorgang bei geringer Hitze und unter häufigem Rühren so lange wiederholen, bis die Brühe aufgebraucht ist.
- Mit dem Wein oder Apfelsaft fortfahren und immer darauf achten, dass der Reis den Sud vollständig aufgesaugt hat, ehe neue Flüssigkeit nachgegossen wird. Sollte der Reis noch nicht weich sein, etwas mehr Brühe verwenden.
- Während der Reis gart, Brokkoliröschen in wenig Salzwasser bissfest garen.
- Zuerst die Pflanzensahne und die Würzhefeflocken, dann die Brokkoliröschen vorsichtig unter den Reis ziehen.
- Risotto mit Salz, Pfeffer und frisch geriebenem Muskat abschmecken und das Ganze auf der ausgeschalteten Herdplatte noch einige Minuten nachquellen lassen.
- Basilikumblättchen von den Stängeln zupfen und mit den Sesamsamen über das fertige Risotto streuen.

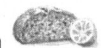

Rosinen-Rosmarin-Muffins

Meine beliebten »Ro-Ro-Muffins« sind eine interessante Mischung aus süßen und mittelmeerkräutrigen Geschmacksgenüssen. Rosinen, Korinthen, Tofu und Vollkornmehl sorgen für einen guten Nachschub an Mineralstoffen.

Achtung: Weil die Rosinenmischung kurz aufgekocht wird und anschließend wieder abkühlen muss, braucht die Teigbereitung etwa eine Stunde Vorlaufzeit.

Für etwa 8 Muffins:
200 ml Sojadrink, natur (oder jeder andere Pflanzendrink)
75 g Rosinen
40 g Korinthen
1 EL frischer Rosmarin, gehackt, oder 1 TL, getrocknet
4 EL Margarine
200 g Weizenvollkornmehl
3 TL Backpulver
50 g Vollrohrzucker
¼ TL Salz
100 g fester Tofu

außerdem:
Muffinblech mit mindestens 8 Aushöhlungen oder 8 Muffinförmchen aus Papier

- Backofen auf 180 °C vorheizen.
- Sojadrink, Rosinen, Korinthen und Rosmarin in einen kleinen Kochtopf geben und bei mittlerer Hitze unter gelegentlichem Rühren gerade so zum Kochen bringen.
- Pflanzendrink vom Herd nehmen und Margarine einrühren, bis sie geschmolzen ist. Mischung auf Zimmerwärme abkühlen lassen. (Das dauert ein bisschen, deshalb die Vorlaufzeit.)
- Mehl, Backpulver, Zucker und Salz in einer Rührschüssel vermischen. In die Mitte eine Vertiefung drücken, die abgekühlte Rosinenmischung hineingeben und mit dem Handrührgerät zu einem Teig vermischen.
- Zwei Drittel des Teigs auf acht Muffinförmchen verteilen.
- Tofu abtropfen lassen, gut trockentupfen und zerkrümeln. Mit einem Teelöffel auf die Muffinförmchen verteilen.
- Restlichen Teig darüberlöffeln und die Muffins 20 – 25 Minuten backen, bis sie eine schöne, goldbraune Farbe haben. (Im Zweifel: Gabeltest!)

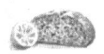

Mohnhirse mit Apfel-Kirsch-Kompott

Hirse strotzt nur so von Mineralstoffen wie Kieselsäure, Eisen und Magnesium. Mohn kann da gut mithalten. Gemeinsam mit Vitamin-C-haltigen Äpfeln und Kirschen sorgen sie in dieser Nachspeise für einen Super-Nährstoffmix.

Für die Mohnhirse:
80 g Hirse
100 ml Sojadrink (oder ein anderer Pflanzendrink)
100 ml Wasser
80 g Mohn, gemahlen
6 Datteln, entsteint und klein gehackt
1 EL Agavendicksaft
1 TL Agar-Agar

Für das Kompott:
4 rote Äpfel
2 Handvoll Kirschen
1 TL Zimt, gemahlen

- Für die **Mohnhirse** Hirse mit kaltem Sojadrink verrühren.
- Das Wasser zum Kochen bringen. Hirse-Sojadrink-Mischung, Mohn, Datteln, Agavendicksaft und Agar-Agar einrühren. Aufkochen, 15 Minuten bei geringer Hitze köcheln und abkühlen lassen. (Beim Abkühlen wird die Masse fest, deshalb auf Wunsch gleich in eine schöne Servierschüssel geben.)
- Für das **Kompott** Äpfel vierteln, entkernen und in Würfel schneiden. Kirschen entsteinen (oder tiefgekühlte Kirschen auftauen).
- Apfelwürfel und Kirschen mit wenig Wasser bei geringer Hitze leise köcheln lassen, bis die Apfelstücken weich sind.
- Das Kompott mit dem Zimt bestreuen und zur Mohnhirse servieren.

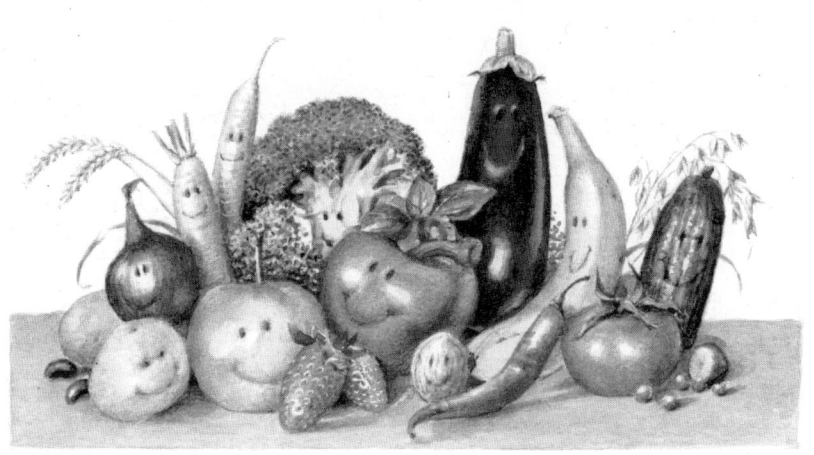

Tier- UND menschenfreundlich bleiben!
Die Vegan-Diplomatie

Bis hierhin haben wir uns vor allem mit der Geschichte und den Chancen der veganen Idee, der Gestaltung leckerer Mahlzeiten ohne Lebensmittel tierischen Ursprungs und der Versorgung mit allen wichtigen Nährstoffen beschäftigt.

Zum Abschluss wollen wir nun aber auch die zwischenmenschlichen Probleme nicht vergessen, die entstehen können, wenn jemand beschließt, von Stund an vegan zu leben. In diesem Kapitel finden Sie hilfreiche Tipps für den entspannten Umgang mit nichtveganen Mitmenschen. Zu diesen Tipps zählen praktische Vorschläge, die Antworten auf folgende Fragen bieten: Wie können wir uns verhalten, wenn Besuch kommt oder wir bei anderen zum Essen eingeladen sind? Wie gelingt es veganen und nichtveganen Mitgliedern einer Familie, friedlich zusammenzuleben? Wie kann auch unter veganem Vorzeichen ein Restaurantbesuch zum Erfolg werden? Wie finden wir auf Reisen und in fremden Städten vegane Anlaufstellen?

Freundliches Vorbild sein

Im Umgang mit nicht vegan lebenden Mitmenschen liegt der Schlüssel in freundlichem Auftreten und höflichem Respekt. Natürlich kann es manchmal schwerfallen, ruhig zu bleiben. Beispielsweise wenn beim gemütlichen Abend am Grillplatz nebenan dicke Rauchschwaden aufsteigen und wir mit ansehen müssen, dass dort Unmengen an Fleisch und Wurst auf dem Grillrost liegen. Das erscheint uns unverständlich – und vielleicht sogar unfassbar. Aber unseren Unmut sollten wir trotzdem nicht lautstark kundtun. Das macht nur schlechte Laune und führt zu nichts.

Das heißt natürlich nicht, dass wir uns selbst verleugnen sollen. Natürlich sollen wir das, was wir sind, auch sein und leben. Aber das möglichst nicht im aggressiven Angriffsmodus, sondern als freundliches Vorbild – zum Beispiel mit leckerem Gemüse und Bratlingen auf unserem Grill.

Das gelingt am leichtesten, wenn wir uns immer wieder vor Augen führen, dass wir alle auf dem Weg sind und Gutes wollen. Diese Sichtweise hilft uns, anderen mit Wohlwollen statt mit Aggression zu begegnen. Denken wir daran: Niemand wird gern angegriffen. Mit einem Angriff provozieren wir bloß Verteidigung. Die Fronten verhärten sich und am Ende sind alle unzufrieden. Womöglich wäre das aber gar nicht nötig gewesen.

Häufig wird die Ablehnung der veganen Idee nämlich von Unkenntnis bestimmt. Viele Menschen haben sich noch nie bewusst mit Ernährungsfragen auseinandergesetzt, kennen nur die alten Vorurteile, die bis heute durch die Medien geistern, oder wissen nicht, was sie von den widersprüchlichen Aussagen mancher sogenannter Expertinnen und Experten halten sollen. Auf vegane Moralpredigten können aber auch sie verzichten. Zurückhaltung und Sachlichkeit dagegen wissen sie zu schätzen und brauchen beides auch, um Vertrauen zu fassen. Wir sollten warten, bis sie uns fragen, und am besten knappe, informative Antworten in der Ich-Form geben.

Ich- statt Du-Aussagen

So manche Abwehrhaltung kann aber auch auf eigene Schuldgefühle zurückgehen. Vielleicht hat unser Gegenüber selbst schon lange vor, von der tierlastigen Ernährung wegzukommen, konnte sich bisher aber nicht dazu aufraffen und sieht sich durch offensiv auftretende Veganerinnen und Veganer in seinem Festhalten an alten Gewohnheiten bedroht. Trotz ist in solchen Fällen eine nur allzu menschliche Reaktion und kann die Abwehr immens verstärken.

Wie unsere Umwelt auf uns reagiert, hängt stark von unserem eigenen Verhalten ab. Am besten, wir begründen unseren veganen Weg ruhig und sachlich, ohne anderen Vorwürfe zu machen. Ein guter Trick aus der Kunst der Diplomatie besteht darin, Ich- statt Du-Aussagen zu treffen.

Wir sagen besser nicht: »*Du* unterstützt mit Deinem Essverhalten die Massentierhaltung, weißt Du das denn nicht?«, sondern: »*Ich* möchte mit meinem Essverhalten nicht mehr die Massentierhaltung unterstützen.«

Wir sagen nicht: »Fühlst D*u* Dich nicht mies mit so einem Leichenteil auf dem Teller?«, sondern: »*Ich* fühle mich einfach besser, seitdem ich mich rein pflanzlich ernähre.«

Die Wirkung solcher angriffsfreien Ich-Aussagen ist sehr viel größer als die kritisierender Du-Aussagen, weil der andere viel gelassener zuhören kann und nicht in einen automatischen Verteidigungsmodus verfällt.

»Besser-Essis« unter sich

Ein interessantes Phänomen, das ich schon öfter beobachten konnte, ist die Tatsache, dass ausgerechnet zwischen vegan und vegetarisch lebenden Menschen ein erbitterter Streit entstehen kann. Die einen werfen zum Beispiel den anderen vor, nicht konsequent genug zu sein (»An deinem Joghurt klebt Blut!«). Umgekehrt werden derartige Vorwürfe als abschreckend empfunden (»Ich will gar kein Veganer sein, wenn die so nervig sind.«).

Interessanterweise gibt es für dieses Verhalten in der Psychologie sogar einen eigenen Begriff. Man nennt es »Narzissmus der kleinen Differenzen«. Sigmund Freud hat den Ausdruck geprägt und mit ihm eine Aggressionsneigung bezeichnet, die sich gegen Menschen richtet, die nicht grundverschieden, sondern nur in einigen wenigen Dingen anders sind. Wie wir aus der Geschichte der Menschheit wissen, werden solche kleinen Differenzen oft mit größter Verbissenheit ausgefochten – und das eigentliche, gar nicht so weit auseinanderliegende Ziel gerät dabei schnell in Vergessenheit.

Eigentlich haben wir das aber gar nicht nötig. Vegetarisch wie vegan lebende Menschen treibt der gleiche Wunsch an, nämlich die Welt (das Klima, die eigene Gesundheit ...) über das eigene Essverhalten ein Stück weit besser zu machen. Die einen essen deshalb nichts vom toten Tier (kein Fleisch, keinen Fisch), die anderen zusätzlich nichts vom lebendigen Tier (keine Milch, keine Eier). Im Grunde aber ziehen beide an einem Strang und sind auf dem gleichen Weg und in der gleichen Richtung unterwegs. Ein ermutigendes Beispiel in dieser Hinsicht ist der VEBU (Vegetarierbund Deutschland), der sowohl vegane als auch vegetarische Mitglieder unter seinem Dach vereint.

Besinnen wir uns also auf die Gemeinsamkeiten, anstatt die Unterschiede zu betonen. Damit erzielen wir am ehesten Nachdenklichkeit und eine für beide Seiten erfreuliche und fruchtbare Begegnung.

Vegan, veganer, am vegansten ...

Auch über die Gründe, warum sich jemand vegan ernährt, kann eine heftige Debatte entstehen, die manchen dazu dient, sich überheblich abzugrenzen. Dann heißt es zum Beispiel, dass jemand sich ja gar nicht aus ethischen Gründen, sondern »nur« wegen der Gesundheit vegan ernähren würde. Dabei wird im selben Atemzug unterstellt, die eigenen ethischen Gründe seien nobler und deshalb viel höher zu bewerten. Eine solche Aussage ist schnell getroffen, vor allem, wenn sie einem erlaubt, sich selbst besser zu fühlen.

In Wirklichkeit kommt es aber äußerst selten vor, dass jemand aus nur einem Grund seine Ernährung umstellt. Auch wer primär gesundheitliche Argumente anführt, denkt in der Regel mit an die Tiere. Eine übliche Erfahrung ist, dass zunächst ein Gesichtspunkt den Ausschlag gibt und später, wenn erst einmal klar wird, was die vegetarische oder vegane Ernährung noch für Vorteile bringt, weitere Aspekte hinzukommen. Typisch sind Aussagen wie: »Anfangs wollte ich ja bloß ein Zeichen gegen die Massentierhaltung setzen, aber dann stellte ich fest, dass meine Haut viel besser wurde, und plötzlich waren auch meine Gelenkschmerzen verschwunden.« Oder: »Ich habe eine Tiereiweißallergie und kann deshalb gar kein Fleisch und keine Milchprodukte vertragen. Irgendwann dachte ich dann plötzlich: Toll! Für mich brauchen keine Kuh und kein Kälbchen mehr im Stall zu stehen. Und der Gedanke hat mich stolz und froh gemacht.«

Die Beispiele zeigen: Bei Lebensumstellungen kommen so gut wie immer mehrere Faktoren ins Spiel. Und vieles kann sich daher auch erst im Laufe eines Lebens noch zusätzlich verändern. Viele Veganerinnen und Veganer haben sich vorher vegetarisch ernährt. Oft haben sich die anfangs ausschlaggebenden Gründe mit der Zeit gewandelt oder verschoben. Auch in Zukunft kann da möglicherweise noch etwas in Bewegung kommen.

Die vegane Weisheit gibt es nicht zu pachten. Alle bemühen sich. Und selbst wer 150-prozentig vegan lebt, hinterlässt mit Sicherheit an anderer Stelle in unserer unvollkommenen Welt viel zu große Fußspuren. Das Streben nach der »geringstmöglichen Schuld« (Albert Schweitzer) ist von seinem Wesen her dazu verdammt, immer bloß eine Annäherung zu bleiben.

Halten wir also mit dem Gedanken an unsere Gemeinsamkeiten friedlich zusammen. Das macht nicht nur uns das Leben angenehmer, sondern auch für andere unsere Anziehungskraft umso größer. Wir mögen uns vegetarisch oder vegan ernähren und unsere jeweiligen Beweggründe mögen unterschiedlich sein, wir sollten eins immer beherzigen: Es gibt weder den einzig richtigen Weg, sich fleischlos zu ernähren, noch die einzig wahre Begründung, warum wir es tun – und es gibt keinen Anlass, auf Menschen mit anderen Beweggründen als den eigenen herabzuschauen.

Tipps für den Umgang mit der nichtveganen Umwelt

Veganerinnen und Veganer mögen mancherorts noch wie Paradiesvögel bestaunt werden, insgesamt stoßen sie heute auf wachsendes Verständnis. Immer mehr Menschen lehnen einen übermäßigen Fleischkonsum ab, reagieren besorgt auf die Zustände in der Massentierhaltung und zeigen eher neugieriges Interesse als schroffe Ablehnung, wenn sich jemand als Veganerin oder als Veganer outet. Rechnen Sie dennoch besonders in der Anfangszeit mit lebhaften Diskussionen. Hat sich erst einmal herumgesprochen, dass Sie keine Lebensmittel tierischen Ursprungs mehr essen, wird dies irgendwann zu einer akzeptierten Tatsache. Halten Sie deshalb auch nicht damit hinter dem Berg, wenn Sie neue Bekanntschaften machen. Eine kurze, sachliche Aussage reicht, um den Sachverhalt deutlich zu machen, und damit ist auch schon alles Wesentliche geklärt. Wer das Thema lieber erst einmal umgeht, sich verstellt oder schweigend Kompromisse macht, läuft Gefahr, später alles viel umständlicher erklären und rechtfertigen zu müssen. Dieses Prinzip der »Offenheit der ersten Stunde«

hat sich auch im Umgang mit neuen Partnerinnen und Partnern oder möglichen zukünftigen Schwiegereltern bewährt. Ist von Anfang an alles klar abgesteckt, kann es bald zur Selbstverständlichkeit werden.

Denken Sie bei ablehnenden Reaktionen immer daran, dass dahinter auch die Angst vor Konflikten stecken kann, die nun ausgehandelt werden müssen, weil zum Beispiel in der Familie anders gekocht, geplant und eingekauft werden muss. Veränderungen führen oft zu Ängsten oder Verunsicherung. Und es kann auch sein, dass einige Menschen in Ihrer nächsten Umgebung (zum Beispiel die Eltern oder die Partnerin oder der Partner) sich selbst abgelehnt fühlen, weil Sie sich von der bisher gemeinsam praktizierten Ernährung abwenden und plötzlich etwas ganz anderes im Sinn haben.

Falls Sie vorhaben, Ihre Ernährung umzustellen, sprechen Sie deshalb mit allen Menschen, die Ihre Entscheidung direkt betrifft, von vornherein offen über Ihren Schritt und signalisieren Sie Ihre Bereitschaft, nach tragbaren Kompromissen zu suchen.

Auch wenn Ihnen Ihre eigene Entscheidung noch so zwingend und einleuchtend erscheint, erwarten Sie nicht, andere reihenweise »bekehren« zu können. So etwas geht, wenn überhaupt, nur sehr langfristig und durch beharrliches Vorbild – und vor allem durch das glaubhaft gelebte Beispiel, wie lecker und gesund die vegane Ernährung sein kann. Wer andere missionieren will und ihnen moralinsaure Vorträge hält, wird zu Recht als nervig empfunden und ruft auf diese Weise eine umso stärkere Abwehrhaltung hervor. Über vegane Mitbringsel zum sommerlichen Grillfest, eine Einladung zu einem veganen Festessen, ein schönes veganes Kochbuch zum Geburtstag oder eine hübsche Schachtel mit veganen Naschereien freuen sich dagegen die meisten. Zeigen Sie durch Ihr gesamtes Verhalten, dass Ihre Entscheidung nicht Verzicht bedeutet, sondern Zugewinn – an Lebensfreude, an Gesundheit, an Genuss! Zeigen Sie, dass vegane Ernährung Spaß macht, denn nur so kann sie auch für andere anziehend sein.

Vegane und nichtvegane Familienmitglieder

Nutzen Sie die Zeit vor einer geplanten Ernährungsumstellung, um mit den Menschen in Ihrem nächsten Umfeld über Möglichkeiten der friedlichen Koexistenz zu sprechen.

Dass es dabei zu Konflikten kommen kann, ist ganz natürlich, denn wichtige Bereiche des Haushalts, nämlich das Kochen und der Einkauf, müssen nun neu geregelt werden. Setzen Sie aber auch hier in jedem Fall von Anfang an auf das offene Gespräch. Loten Sie aus, wer zu welchen Kompromissen bereit ist und wo die jeweiligen Grenzen liegen. Manche Familien entscheiden sich dafür, von allen Gerichten vegane und nichtvegane Varianten zu kochen. Häufig kocht dann das vegane Familienmitglied und das nichtvegane kauft und kocht sich etwas dazu. Andere beschließen, gar nicht mehr mit Lebensmitteln tierischen Ursprungs zu kochen, dafür aber nichtvegane Brotbeläge (wie Käse und Wurst) zum Frühstück und/oder Abendessen bereitzuhalten. Wieder andere einigen sich auf eine »Im Haus/ Außer Haus«-Regelung, das heißt: Zu Hause gibt es nur Veganes, aber bei Freundinnen und Verwandten, auf Reisen und im Restaurant kann jede und jeder alles essen, ohne dass dies weiter kommentiert wird. Überlegen Sie gemeinsam, welche Regelung für Sie praktikabel ist.

Bedenken Sie auch: Natürlich haben Sie ein Recht darauf, dass Ihre Gefühle und Bedürfnisse als Veganerin oder Veganer in einer Partnerschaft oder in der Familie akzeptiert werden. Das Gleiche gilt aber auch umgekehrt. Bleiben Sie gelassen und tolerant und schwingen Sie sich nicht zu Moralpredigten auf. Dann ziehen die anderen Familienmitglieder am ehesten mit.

Versuchen Sie außerdem, den nichtveganen Menschen in Ihrer Umgebung – zum Beispiel mithilfe dieses Buches – immer wieder so appetitliche und schmackhafte vegane Gerichte aufzutischen, dass es anschließend heißt: »Danke, das war wirklich lecker. So etwas möchte ich jetzt auch öfter mal kochen. Gibst du mir das Rezept?«

Wenn Besuch kommt oder wenn Sie eingeladen sind

Das gilt natürlich in besonderem Maße, wenn Sie andere zum Essen einladen. Wenn Sie Besuch haben, liegt das Hausrecht – und damit auch die Entscheidung, was es zu essen gibt – ganz bei Ihnen. Viele nichtvegane Zeitgenossinnen und -genossen freuen sich über Abwechslung, haben gegen eine gelegentliche vegane Mahlzeit nichts einzuwenden und sind aufgeschlossen für neue Gaumengenüsse. Schließlich setzen Sie ihnen ja nichts vor, was sie nicht essen möchten, sondern lassen nur ein paar der für sie gewohnten Zutaten weg. Lassen Sie die Chance, mit dem Kochlöffel für die vegane Sache zu werben, nicht ungenutzt verstreichen. Kochen Sie, was das Zeug hält, und bereiten Sie Speisen zu, die auch Sie begeistern, dann springt der Funke am ehesten über.

Stellen Sie zum Beispiel Ihre Lieblingsrezepte aus diesem Buch zusammen. Zu einer Einladung am Nachmittag könnten das die englischen Haferkekse, der superschnelle Blaubeerkuchen oder der Banana Dream Pie sein. Aus den Rezepten am Ende dieses Kapitels (ab Seite 205) können Sie auch ein schönes Menü zusammenstellen, zum Beispiel: Champignoncremesuppe mit Cashewsahne, Romana-Schiffchen und Tofu-Frittata. Zum krönenden Abschluss oder auf einer festlichen Kaffeetafel können dann die beiden festlichen Torten punkten: Beerentraum und Savoy Trifle.

Falls Sie aus irgendwelchen Gründen die Ernährungsfrage bei einer bestimmten Einladung einmal nicht zum Thema machen möchten, können Sie sich aber auch für die Rezepte ab Seite 41 entscheiden. Dies sind Gerichte, die schon immer vegan waren. Es könnte dann zum Beispiel als Vorspeise Minestrone, als Hauptgericht die Gemüse-Blätterteig-Taschen und zum Nachtisch Haselnuss-Bratäpfel geben. Dann fällt die Frage »vegan oder nicht vegan« gar nicht weiter ins Gewicht.

Sind Sie bei anderen eingeladen, sollten Sie sich gleich bei der Zusage als Veganerin oder Veganer outen, damit es gar nicht erst zu peinlichen Situationen kommen kann. Belassen Sie es aber nicht bei dem bloßen Hinweis, sondern erklären Sie konkret, was Sie essen und was nicht. Sonst kann es passieren, dass Sie etwas serviert bekommen, das Sie gar nicht essen mögen, weil viele Menschen noch immer nicht so ganz genau wissen, was »vegan« eigentlich bedeutet. Bieten Sie an, etwas Leckeres mitzubringen, und bereiten Sie ausreichende Mengen zu, damit alle Gäste davon probieren können.

Vegan unterwegs – Speisen auf Reisen

Sich in den eigenen vier Wänden vegan, lecker und gesund zu ernähren, ist, wie wir gesehen haben, also kein Problem. Doch was, wenn Veganerinnen und Veganer auf Reisen gehen, und das auch noch abseits der als besonders veganfreundlich bekannten städtischen Metropolen?

Weil der Restaurantbesuch unter veganem Vorzeichen vor allem in früheren Zeiten oft so mühsam und kompliziert war, entstand der Typus des sogenannten »home vegan«, der außer Haus auch mal nichtvegan isst, wenn nichts rein Pflanzliches aufzutreiben ist oder er um die ganze Sache kein großes Tamtam machen will. Heute wird er zunehmend seltener angetroffen, denn zum Glück hat sich das Angebot in den letzten Jahren enorm verbessert – allerdings wiederum bevorzugt in den größeren Städten, wo vegane Restaurants (oder Restaurants mit veganem Angebot) teilweise regelrecht aus dem Boden zu schießen scheinen. Ansonsten ist man, vor allem in Restaurants mit gutbürgerlicher Küche, allzu oft noch auf den üblichen Salat zurückgeworfen, muss dabei dann aber auch noch darauf bestehen, dass er nicht mit einem Dressing (oft mayonnaiselastig), sondern mit Essig und Öl serviert wird.

Ausländische Restaurants sind für Veganerinnen und Veganer oft die beste Wahl, vor allem, wenn sie mit »gemischtem Publikum« essen gehen. Bringen Sie deshalb auch bei Geschäftsessen und ähnlichen Anlässen am besten gleich ein bestimmtes Restaurant ins Gespräch, dann gibt es die wenigsten Probleme und Diskussionen. Besonders asiatische Restaurants – ob indisch, chinesisch, thailändisch oder vietnamesisch – haben von sich aus vegane Gerichte auf der Karte oder können auf Anfrage ganz leicht etwas Veganes zubereiten. Mein Favorit ist seit einiger Zeit die thailändische Küche mit ihren extrem leckeren Currys aus Gemüse, gebratenem Tofu und Kokosmilch. Dazu eine große Portion Reis – einfach himmlisch!

Bei den italienischen Spezialitäten sind Spaghetti aglio e olio, Spaghetti Napoli (ohne Parmesan) und Pizza Verdure (ausdrücklich ohne Käse bestellen!) eine sichere vegane Bank. Auch italienisches Fruchteis ist in der Regel vegan, immer mehr Eisdielen bieten zudem Sojaeis an.

Auch hier gilt die Regel: Je mehr Leute freundlich und beharrlich danach fragen, desto rascher wächst das vegane Angebot. Hier haben wir also alle die Chance, verdienstvolle Pionierarbeit zu leisten und als Diplomatinnen und Diplomaten für die vegane Sache tätig zu werden.

Veggie-Urlaubsland

Schließlich gibt es auch eine wachsende Anzahl ausdrücklich vegan-vegetarischer Restaurants, Pensionen und Hotels. Auf der Internetseite des

VEBU (www.vebu.de/restaurants) können Sie nach einem passenden Angebot in Ihrer Nähe suchen. Darüber hinaus verschickt der VEBU auf Bestellung ein »Urlaubspaket« mit dem Restaurantführer »Speisen auf Reisen« mit einer frisch aktualisierten Zusammenstellung von über 500 Restaurants, in denen vorwiegend oder ausschließlich vegetarische und/ oder vegane Gerichte angeboten werden. Passend dazu stellt die Broschüre »Veggie-Urlaubsland« zahlreiche Hotels, Pensionen, Gästehäuser, Seminarhäuser, Kurhäuser, Ferienhäuser und Ferienwohnungen mit vegetarischer Verpflegung vor (auch mit der Angabe, ob eine vegane Verpflegung möglich ist). Bei vielen der genannten Häuser bekommen VEBU-Mitglieder übrigens Rabatt.

Auch die Tierrechtsorganisation peta (People for the Ethical Treatment of Animals) bietet auf ihrer Webseite ein Verzeichnis von »Restaurants mit tierfreundlichen Optionen«, das sich auch auf Österreich und die Schweiz erstreckt.

Internationale Angebote finden sich auf den Webseiten »happycow. com« und »vegdining.com«. Beide kann ich nur empfehlen. Mit ihrer Hilfe habe ich schon die tollsten Restaurants gefunden, in Reykjavik ebenso wie auf den Florida Keys.

Einen tollen Service bietet auch die Webseite »www.veggie-hotels.de« mit einer weltumspannenden Suchmöglichkeit nach den verschiedensten Angeboten, darunter »Vegane Kochkurse« und »Vegane Gourmet-Angebote«.

Was das Reisen selbst betrifft, bieten inzwischen alle Fluggesellschaften veganes Essen an. (Das »special meal« muss allerdings schon bei der Buchung bestellt werden, beim Einchecken ist es dafür leider zu spät.) Auch die Bahn hat inzwischen in ihren Bistros ein veganes Gericht im Angebot.

Das Angebot an deutschen Autobahnraststätten ist äußerst unterschiedlich. Während einige sich bereits vorbildlich auf die wachsende Nachfrage eingestellt haben, hinken andere mit dem ewig gleichen Schnellimbiss-Angebot hinterher. Sorgen Sie sicherheitshalber für eigenen Reiseproviant. Nehmen Sie sich auf längeren Reisen für alle Fälle lieber etwas Leckeres mit.

Gemeinschaftsverpflegung in der Mensa und im Krankenhaus

Große Einrichtungen sind oft auf Gemeinschaftsverpflegung eingestellt. Manche Großküchen sind aber viel besser als ihr Ruf. Vor allem die Mensen in den Universitätsstädten haben vielerorts eine Vorreiterfunktion übernommen, bevorzugen regionale Erzeugnisse und bieten täglich vegane Vollwertgerichte an. Falls dies an Ihrer Mensa bisher noch nicht der Fall ist, sollten Sie sich nicht scheuen, über das Studentenwerk Neuerungen anzuregen.

Die Webseite »www.vegane-mensa.org« bietet eine gute Übersicht über Mensen mit veganem Angebot. Eine tolle Vorreiterrolle übernahm das Studentenwerk Berlin mit der ersten fleischlosen Mensa Deutschlands, die zudem noch Bio-zertifiziert ist.

Die Initiative »Donnerstag Veggietag« hat in vielen Städten und Regionen für die Einführung eines fleischlosen Wochentags in öffentlichen Kantinen, Schulen und Kitas gesorgt. Zahlreiche Städte sind inzwischen beigetreten und folgen dem wegweisenden Konzept, das übrigens auch weltweit aktiv verfolgt wird und vielerorts umgesetzt wird. Die Webseite »www.donnerstag-veggietag.de« gibt Auskunft über die teilnehmenden Städte, in denen übrigens vielfach auch diverse Cafés und Restaurants der Initiative angeschlossen sind. Inzwischen machen auch schon viele Jugendherbergen mit.

Im Krankenhaus sollten Sie unbedingt gleich bei der Anmeldung angeben, dass Sie eine vegane Kost wünschen. Die Erfahrungen sind sehr unterschiedlich. Während es in einigen Krankenhäusern anstandslos klappt, muss bei anderen ständig reklamiert werden. Notieren Sie am besten gleich auf dem Anmeldezettel, was Sie alles nicht essen. Als vorteilhaft hat sich erwiesen, nicht nur von veganer, sondern auch von »tiereiweißfreier Kost« zu sprechen. Das ist eine Bezeichnung, die Diätassistentinnen und -assistenten in den Kliniken meist besser verstehen. Und dass Sie eine (wenn auch vielleicht eher mentale) »Tiereiweiß-Allergie« haben, ist ja nicht unbedingt gelogen …

Das vom VEBU initiierte, EU-geförderte Projekt »GV nachhaltig« organisiert vegane Fortbildungen für Köchinnen und Köche in der Gemeinschaftsverpflegung, damit die veganen Angebote dann auch wirklich appetitlich sind und für die vegane Idee kräftig Reklame machen. Hoffen wir, dass dieses Beispiel Schule macht und dann immer stärker auch in anderen Einrichtungen wie Firmenkantinen oder Seniorenheimen angenommen wird.

Diplomatinnen und Diplomaten in veganer Mission

Setzen Sie sich in all den Zusammenhängen, in denen Sie selbst davon betroffen sind, beharrlich, respektvoll und freundlich für die Erweiterung des veganen Angebots ein. Mit Recht können Sie sich als Teil eines weltumspannenden diplomatischen Netzwerks sehen, das hinter Ihnen steht und mit Ihnen an einem Strang zieht. Suchen Sie, wenn Sie im Ausland sind, per Internet nach veganen Initiativen in der Nähe, und Sie werden sehen: Auf der ganzen Welt treffen sich Menschen in Veggie-Gruppen, regen Diskussionen und Aktionen an, veranstalten vegane Kochevents und engagieren sich mit geduldigem Nachdruck dafür, dass sich die Idee der rein pflanzlichen Ernährung weiter ausbreiten kann. Wird sie im Sinne einer positiven Lebensphilosophie als Mission ohne jede missionarische Aufgeregtheit gelebt und nach außen getragen, kann sie wahrhaft ansteckend sein!

5 Rezepte für vegane Gastgeber

Champignoncremesuppe
Eine ganz feine Suppe – beispielsweise ein würdiger Auftakt für einen festlichen Brunch.

1 große Zwiebel
1 Knoblauchzehe
500 g Champignons
2 EL Olivenöl
750 ml Gemüsebrühe
Salz
Pfeffer
1 EL Würzhefeflocken
1 TL Paprikapulver
75 g Cashewnüsse (gern Cashewnussbruch)
150 ml Wasser
einige Stängel Petersilie

- Zwiebel schälen und hacken, Knoblauchzehe schälen und zerdrücken.
- Champignons putzen und vierteln.
- Zwiebel und Knoblauchzehe bei mittlerer Hitze im Olivenöl glasig dünsten.
- Champignons zugeben und bei geringer Hitze und unter häufigem Wenden etwa 5 – 10 Minuten mitdünsten lassen.
- Gemüsebrühe und Gewürze zugeben und das Ganze bei geringer Hitze etwa 15 Minuten leise köcheln lassen, bis die Pilze weich sind.
- Während die Suppe kocht, Cashewnüsse mit dem Wasser in einen Mixer geben und erst auf niedriger, dann auf höherer Stufe mixen lassen, bis es keine Nussstückchen mehr gibt.
- Petersilie fein hacken.
- Champignonsuppe mit dem Pürierstab glatt pürieren.
- Cashewsahne einrühren und die fertige Suppe mit Petersilie bestreuen.

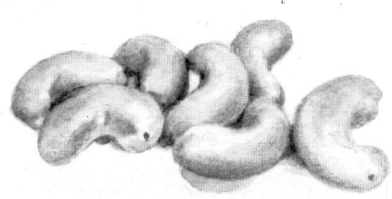

Romana-Schiffchen

Sehr leckeres Fingerfood. Außen knackig, innen cremig – das kommt immer an!

8 Blätter Romanasalat
½ Bund Petersilie
250 g gegarte Kichererbsen
1 Stängel Staudensellerie
1 Gewürzgurke
4 EL vegane Mayonnaise (siehe Seite 94)
1 EL Zitronensaft
1 TL Dijonsenf

- Salatblätter von harten Stielen befreien, aber am Stück lassen, waschen und trockenschleudern.
- Petersilie fein hacken.
- Gegarte Kichererbsen mit einem Kartoffelstampfer grob zerdrücken. Mit allen anderen Zutaten außer der Petersilie in eine Schüssel geben und gut vermischen.
- Mit einem Löffel die Blätter entlang der Mittelrispe jeweils mit einem Achtel der Füllung beladen und mit Petersilie bestreuen.
- Salatblätter jeweils oben zusammendrücken und nebeneinander auf eine längliche Platte oder in eine ovale Schüssel setzen.

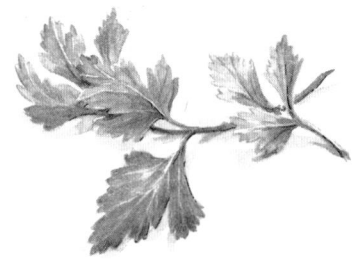

Tofu-Frittata

Die Frittata ist ein festes, italienisches Omelette, als Vor- wie als Hauptspeise gleichermaßen beliebt. Ehrensache, dass wir sie auch ohne Eier lecker hinbekommen. Das unter die Tofumischung gezogene, klein geschnittene Gemüse ist nur ein Beispiel von vielen. Variieren Sie je nach Vorratslage. (Gute Resteverwertung!)

800 g Tofu
8 EL Würzhefeflocken
4 TL Dijonsenf
2 TL Zwiebelpulver
3 TL Knoblauchpulver
1 TL Oregano, getrocknet
½ TL Kurkuma
Kräutersalz
Pfeffer
4 Champignons
1 Handvoll junge Spinatblätter
1 Zwiebel
½ rote Paprikaschote
Fett für die Form

- Backofen auf 180 °C vorheizen.
- Tofu zerkrümeln und in eine Schüssel geben. Würzhefeflocken, Senf, Zwiebel- und Knoblauchpulver, Oregano und Kurkuma untermischen, mit Kräutersalz und Pfeffer würzen.
- Champignons, Spinatblätter, Zwiebel und Paprika putzen und würfeln. Das Gemüse unter die Tofumischung ziehen.
- Eine Auflaufform einfetten. Die Tofu-Gemüse-Mischung in die Auflaufform geben und mit einem großen Küchenlöffel gut fest- und flach drücken.
- Die Frittata ohne Abdeckung 25 Minuten backen, bis sie fest und schön goldbraun geworden ist.
- Dazu passen zum Beispiel eine Rosmarin-Focaccia (siehe Seite 30) und ein Tomatensalat.

Beerentraum

Hier dürfen die Augen auf jeden Fall mitessen, denn ein hübscherer Beeren-
kuchen ist kaum vorstellbar – und das ganz ohne Gelatine und Tortenguss!
Durch das aufgelegte Gewicht gebührend zusammengepresst, gehen saftige
Beeren und selbst gemachter Löffelbiskuit eine feste Verbindung ein, die
sich sogar in Tortenstücke schneiden lässt. Frischer und appetitlicher geht es
nicht!

Für den Löffelbiskuit:
300 g Weizenmehl (Type 1050)
3 TL Backpulver
1 TL Speisestärke
1 TL Vanille, gemahlen
50 g Vollrohrzucker
5 EL Distelöl
250 ml Wasser

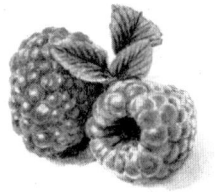

Für die Füllung:
250 g frische Erdbeeren
250 g frische Kirschen, entsteint
250 g frische Himbeeren
250 g frische Brombeeren
125 g frische Blaubeeren
   (oder die gleiche Menge Beeren und Kirschen in anderer Zusammensetzung)
40 g Vollrohrzucker
4 EL Orangensaft
4 – 5 EL Wasser

außerdem:
Backpapier
Frischhaltefolie
einige Zweige Minze oder Zitronenmelisse

- Für den **Löffelbiskuit** den Ofen auf 180 °C vorheizen.
- In einer Rührschüssel Mehl, Backpulver, Speisestärke, Vanillepulver und
  Zucker mischen. Nach und nach Öl und Wasser zugießen und das Ganze
  mit dem Rührgerät zu einem dickflüssigen Teig verarbeiten.

- Teig auf einem mit Backpapier ausgelegten Backblech etwa 1 cm dick aufstreichen. (Das Blech wird nur zum Teil voll, aber der Teig verläuft auch nicht.) Etwa 25 Minuten backen (Gabeltest) und abkühlen lassen.
- Mit einem scharfen Messer in schmale, löffelbiskuitgroße Stücke schneiden. Die Stücke umdrehen, mit etwas Abstand wieder auf dem Blech verteilen und weitere 15 Minuten backen, bis sie außen leicht knusprig sind.
- Für die **Füllung** die Beeren und Kirschen mit Zucker und Orangensaft in einen großen Kochtopf geben und etwa 30 Minuten stehen lassen. Gelegentlich umrühren.
- Wasser zugeben und bei niedriger bis mittlerer Hitze zum Kochen bringen. So lange kochen (etwa 8 Minuten), bis die Beeren sich öffnen und Saft abgeben. (Die Mischung sollte saftig, aber nicht zu flüssig sein.) Etwas abkühlen lassen.
- Nun eine große Kasten- oder runde Springform mit mehreren Stücken Frischhaltefolie auslegen (auch an den Rändern!).
- Beerenfüllung in die Form löffeln, sodass deren Boden gut bedeckt ist. Eine Lage Löffelbiskuit darauflegen. Dabei die Stücke so zurechtschneiden, dass sie die Beeren ganz bedecken. Diese Reihenfolge noch zweimal wiederholen.
- Auf die letzte Schicht wieder ein Stück Frischhaltefolie breiten.
- Eine zweite Kastenform oder einen glatten runden Teller (oder den runden Boden einer anderen Springform) daraufstellen und zum Beispiel volle Konservengläser so darauflegen, dass die Schichten in der Form gut zusammengedrückt werden. Mehrere Stunden in den Kühlschrank stellen. Kurz vor dem Servieren Gewichte, Form und obere Folie abnehmen und den Kuchen vorsichtig auf eine schöne Kuchen- oder Tortenplatte stürzen. Restliche Folie abziehen, den Kuchen mit einigen Zweigen oder Blättchen Minze oder Melisse verzieren und sofort servieren.

Tipp:
Überlegen Sie, welche Kuchenformen in Ihrem Haushalt vorhanden sind und sich für diesen Kuchen eignen könnten. Ich habe zwei große Kastenformen, die sich stapeln lassen, also gut ineinander passen. So kann ich die eine Kastenform mit dem Kuchen füllen und die zweite daraufstellen und mit Gewichten beschweren. Bei Verwendung einer Springform brauchen Sie etwas Rundes, Glattes zum Auflegen, zum Beispiel einen Teller ohne Bodenrille oder den Boden einer anderen Springform.

Savoy Trifle

Beim letzten Rezept in unserem Kurs kommen die Schokoholics unter uns endlich einmal zu ihrem Recht. Der im Hintergrund laufende Beatles-Song »Savoy-Truffle« stand bei der (abgewandelten) Namensgebung der festlichen Schokobombe Pate. In einer eleganten Glasschüssel mit möglichst geraden Wänden (vielleicht sogar noch erhöht durch einen Mittelfuß!?) macht sie sich am allerbesten.

Ein toller Hingucker und ein schokoladiger Genuss!

Für den Schokokuchen:
1 kleiner (oder ½ großer) Apfel
etwas Wasser
180 g Weizenvollkornmehl
2 TL Backpulver
1 TL Backnatron
50 g Vollrohrzucker
½ TL Salz
3 EL Kakaopulver
1 TL Vanille, gemahlen
2 EL Leinsamen, gemahlen
50 g Rosinen
250 ml kaltes Wasser
1 EL heller Balsamico-Essig

außerdem:
Backpapier
1 Rezeptmenge roher Schokopudding (Rezept Seite 156)
1 kg frische Erdbeeren

- Für den **Schokokuchen** Ofen auf 180 °C vorheizen.
- Apfel schälen, entkernen, vierteln und mit wenig Wasser zu einem Apfelmus verkochen.
- Mehl, Backpulver, Backnatron, Zucker, Salz, Kakaopulver, gemahlene Vanille und gemahlenen Leinsamen in einer Schüssel vermischen.
- Rosinen und Wasser in einem Mixer gut pürieren. Essig und abgekühltes Apfelmus untermixen und die Mischung über die Mehlmischung gießen. Mit der Gabel zu einem Teig verrühren.

- Teig auf ein mit Backpapier ausgelegtes Backblech streichen. 30 Minuten backen und abkühlen lassen. Danach in Stücke schneiden.
- Rohen Schokopudding nach den Angaben von Seite 156 zusammenrühren und bereitstellen.
- Erdbeeren putzen und halbieren.
- Den Boden einer großen Glasschüssel mit einer Lage Kuchenstücke auslegen. Die Hälfte des Puddings daraufstreichen und mit der Hälfte der Erdbeeren belegen.
- Die gleiche Reihenfolge noch einmal wiederholen.
- Das Trifle gut gekühlt servieren.

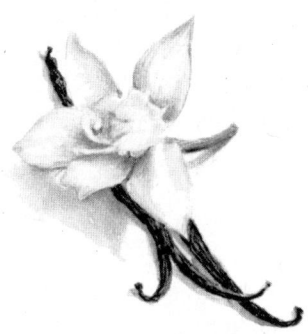

Die Autorin

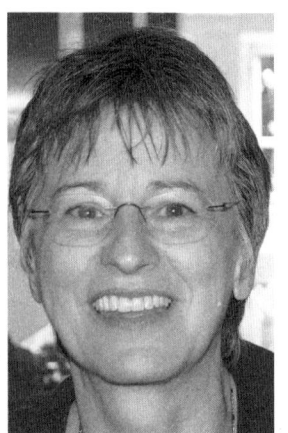

Irmela Erckenbrecht lebt in Nörten-Hardenberg bei Göttingen.

Wenn sie nicht gerade Rezepte entwickelt oder gärtnert, im Göttinger Nachbarschaftszentrum mit interessierten Gästen kocht oder für den VEBU aktiv ist, schreibt sie Koch- und Gartenbücher oder übersetzt Sach- und Kinderbücher, vor allem aber literarische Werke aus England, Irland und Nordamerika (mehr auf der Internetseite: www.erckenbrecht.de).

Sie ist Autorin folgender pala-Bücher:

▷ Querbeet – Vegetarisch kochen rund ums Gartenjahr
▷ Zucchini – Ein Erste-Hilfe-Handbuch für die Ernteschwemme
▷ Erbsenalarm!
▷ American Veggie
▷ Das vegetarische Baby – Schwangerschaft, Stillzeit, Erstes Lebensjahr
▷ So schmeckt's Kindern vegetarisch
▷ Teenager auf Veggiekurs
▷ Vegane Menüs
▷ Die Kräuterspirale
▷ Wie baue ich eine Kräuterspirale?
▷ Neue Ideen für die Kräuterspirale
▷ Rosmarin und Pimpinelle – Das Kochbuch zur Kräuterspirale
▷ Sichtschutz im lebendigen Garten (mit Rainer Lutter)
▷ Der Spielgarten (mit Rainer Lutter)

Anhang

Zum Weiterlesen

Heinrich-Böll-Stiftung, BUND: **Fleischatlas.** Daten und Fakten über
  Tiere als Nahrungsmittel. (download unter www.boell.de)
Angelika Eckstein: **Vegan backen.** Kuchen, Torten & mehr. pala-verlag
Irmela Erckenbrecht: **Vegane Menüs.**
  Gäste einladen, bewirten, verwöhnen. pala-verlag
Jonathan Safran Foer: **Tiere essen.** Fischer Taschenbuch
INKOTA netzwerk e. V.: **Südlink.** Das Nord-Süd-Magazin.
  (www.inkota.de)
Karl von Koerber, Thomas Männle, Claus Leitzmann:
  Vollwert-Ernährung. Konzeption einer zeitgemäßen und
  nachhaltigen Ernährung. Haug Verlag
Heike Kügler-Anger: **Vegane Brotaufstriche.**
  Süßes und Pikantes natürlich selbst gemacht. pala-verlag
Heike Kügler-Anger: **Käse veganese.**
  Milchfreie Alternativen zur Käseküche. pala-verlag
Claus Leitzmann, Markus Keller: **Vegetarische Ernährung.** UTB Verlag
Felix zu Löwenstein: **Food Crash.** Wir werden uns ökologisch ernähren
  oder gar nicht mehr. Pattloch Verlag
Ingrid und Alexander Neukert: **Einfach mal vegan.** Küchenzauber –
  frisch und vollwertig, unkompliziert und schnell zubereitet.
  pala-verlag
Verband für Unabhängige Gesundheitsberatung e.V. (Hrsg.):
  Küchenpraxis – leicht gemacht. UGB-Beratungs- und Verlags-GmbH
Bernhard Watzl, Claus Leitzmann:
  Bioaktive Substanzen in Lebensmitteln. Hippokrates Verlag

Rezepte von A bis Z

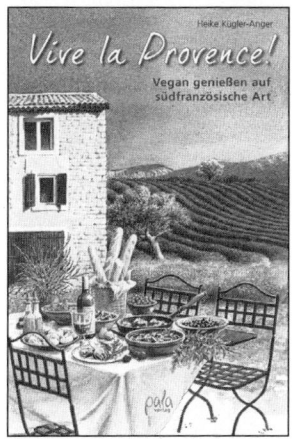

Heike Kügler-Anger:
Vive la Provence!
ISBN: 978-3-89566-306-2

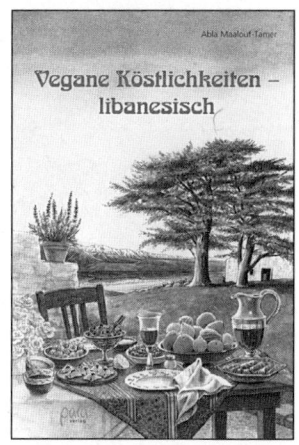

Abla Maalouf-Tamer:
**Vegane Köstlichkeiten –
libanesisch**
ISBN: 978-3-89566-284-3

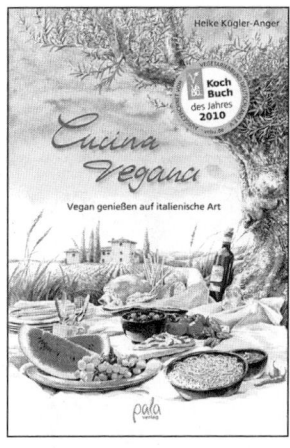

Heike Kügler-Anger:
Cucina vegana
ISBN: 978-3-89566-247-8

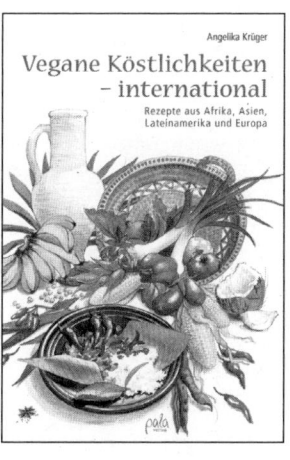

Angelika Krüger:
**Vegane Köstlichkeiten –
international**
ISBN: 978-3-89566-329-1

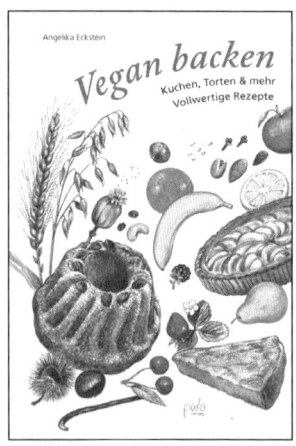

Angelika Eckstein:
Vegan backen
ISBN: 978-3-89566-239-3

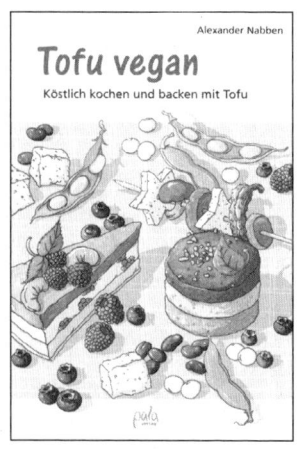

Alexander Nabben:
Tofu vegan
ISBN: 978-3-89566-283-6

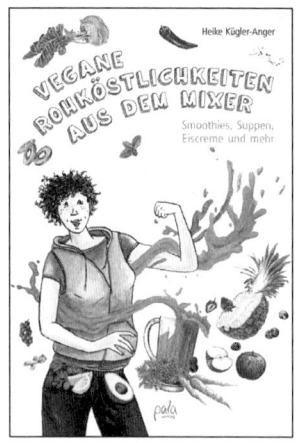

Heike Kügler-Anger:
**Vegane Rohköstlichkeiten
aus dem Mixer**
ISBN: 978-3-89566-317-8

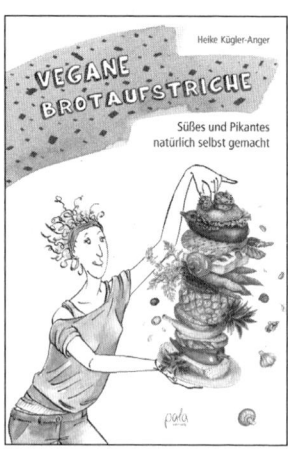

Heike Kügler-Anger:
Vegane Brotaufstriche
ISBN: 978-3-89566-314-7

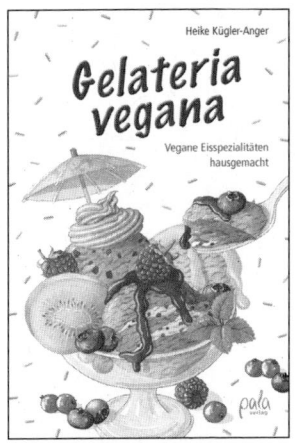

Heike Kügler-Anger:
Gelateria vegana
ISBN: 978-3-89566-333-8

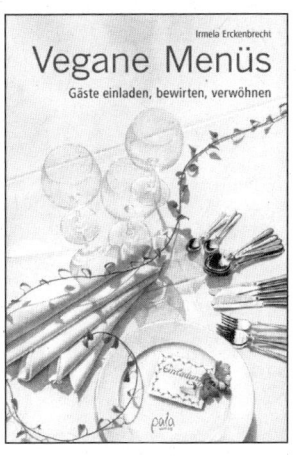

Irmela Erckenbrecht:
Vegane Menüs
ISBN: 978-3-89566-328-4

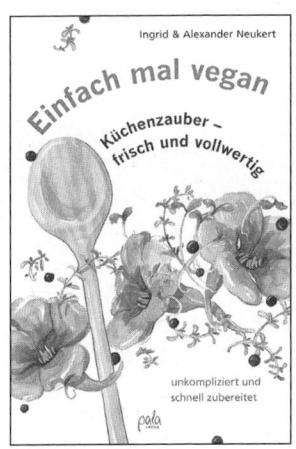

Ingrid und Alexander Neukert:
Einfach mal vegan
ISBN: 978-3-89566-305-5

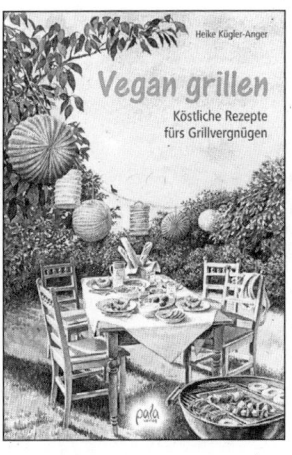

Heike Kügler-Anger:
Vegan grillen
ISBN: 978-3-89566-302-4

Gesamtverzeichnis bei:
pala-verlag, Rheinstraße 35, 64283 Darmstadt, www.pala-verlag.de

ISBN: 978-3-89566-335-2
© 2014: pala-verlag,
Rheinstraße 35, 64283 Darmstadt
www.pala-verlag.de

Alle Rechte vorbehalten

Umschlag- und Innenillustrationen: Margret Schneevoigt

Lektorat: Barbara Reis

Satz und Gestaltung: Verlag Die Werkstatt, Göttingen
www.werkstatt-verlag.de

Druck: fgb • freiburger graphische betriebe
www.fgb.de
Printed in Germany

Dieses Buch ist auf Papier aus
100 % Recyclingmaterial gedruckt
und klimaneutral produziert.

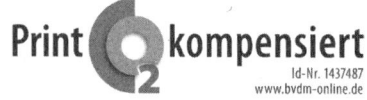